コロナワクチンが危険な理由2

免疫学者の告発

Hiroshi Arakawa 荒川央

花伝社

コロナワクチンが危険な理由2——免疫学者の告発◆目次

はじめに　7

1章　コロナワクチンはそもそもワクチンとして機能しているのか？　14

2章　コロナワクチンの免疫学　56

3章　コロナワクチンと自己免疫疾患　73

4章　様々なコロナワクチン後遺症　110

はじめに

人はコロナ後の世界の夢を見るか？

ハリソン・フォード主演の名作SF映画『ブレードランナー』（原作はフィリップ・K・ディックの古典SF小説『アンドロイドは電気羊の夢を見るか？』）。舞台は近未来。レプリカント（原作ではアンドロイド）は、人間が避ける惑星開拓といった過酷な労働への従事者として作られました。そしてブレードランナーとは、雇い主を殺して地球へ逃亡してきた彼らを処刑するハンターです。レプリカントには遺伝子組換えやクローン技術なども使われ、人間と見分けがつきません。見分ける唯一の方法は、感情移入度を測る心理テストです。ところが彼らはテストから逃れるために、自分自身に偽の移植記憶を植え付けています。そのため本人でさえも自分がレプリカントであることを知りません。なんと残酷な話でしょうか。自分がレプリカントであると気付くことはすなわち、自分は殺人者であり、狩られる身であり、残り少ない寿命を知るということを意味します。作られた命であるレプリカントの寿命はたった4年しかないのです。「それは移植記憶だ」という主人公デッカードの言葉を聞いた時、私は背筋が凍るような衝撃を受けました。記憶というものは自分の歴史そのものなのです。

コロナワクチンの危険性を理解してもらうことがなぜこんなにも難しいのか。考えているうちに私は『ブレードランナー』を思い出しました。

新型コロナは風邪や肺炎の症状を伴うことも多いのですが、本質的には血栓症です。血栓は動脈、静脈、毛細血管にまで及びます。重要なのは、血栓症にはコロナウイルスそのものは必ずしも必要なく、コロナウイルス由来のスパイクタンパク単独でも血栓症を起こし得るということです。そして、そのスパイクタンパクこそがコロナワクチンの毒性の本体なのです。

つまり現行のコロナワクチンとは、「コロナウイルスに感染するのが怖いので、コロナウイルスの遺伝子を使ってウイルスの持つ毒性タンパクを体内で量産させてみよう」という人体実験です。ワクチンの大量接種が始まる前の私は「特に生命科学を学んだ経験がある人達は、まさかこんな未知の実験に参加するわけがないだろう」と甘く考えていました。そして、協力してくれる人が見つかれば、まずは周りから理解を広げていこうと思ったのです。ところが蓋を開けると、協力者どころか理解者すらも皆無の状態でした。

その後私は、科学者ではない家族や親しい人達にもコロナワクチンの危険性を伝えようと試みました。しかしながら、一時的には話に耳を傾けてくれる人も居ましたが、結局はその方達の多くもワクチン接種を受けてしまいました。理由を聞くと、「テレビや新聞で専門家や権威がワクチン接種を勧めていた」「かかりつけ医にワクチン接種を勧められた」「周りのみんなも打つから」といった理由が多く、マスメディアそして医師の影響力とはいかに大きいものかと改めて強く実感しました。

個人的に私を信頼しており、私の科学的知識も信用してくれている、そういった人達でさえも、私がいくらコロナワクチンは危険だと訴えても、結局どこか本気にしていませんでした。伝えたいことが伝えたい人に伝わらない。私自身それがなぜか分からない。それならば、今後は少しでも分かってくれる人から伝えよう、自分や親しい人の命を守る意思のある人達から伝えようと考えたのが、私がコロナワクチンについてのブログを始めたきっかけです（https://note.com/hiroshi_arakawa）。

「自分自身の目で見た世界を素直に感じ、自分の頭で考えて判断する」。そういったことができる人は多くはありません。自分の判断を大切にできる人とは、すなわち自分自身を十分信頼できている人とも言えるのではないでしょうか。そうでなければ、多数派と異なる判断をしながら同調圧力に抗うことは難しいでしょう。自分を信頼していない人は、あらゆる判断を他者の、主に多数派の意見に依存します。テレビや新聞の情報を盲信し、そこで見た医師や権威の意見を拠り所にし、実体の無い世間の空気に簡単に流されていきます。

コロナ騒動における集団心理は、政府がマスメディアを巧みに利用し、テレビや新聞がコロナの恐怖を煽りながらワクチンを推進する報道を繰り返したからに他なりません。政府のコロナ予算からの莫大な補助金を受け取る医療機関は、コロナワクチンを推進しながらその薬害には目を瞑ってきました。２０２２年11月現在、日本は既にブースターワクチンの接種率は世界でもトップレベルに達しています。ではもし本当にコロナワクチンに感染防止効果があるのであれば、なぜその日本において世界一になるほどの感染爆発が起きているのでしょうか。

日本政府にもマスメディアにも悪しき前例はいくつもあります。一つは第二次世界大戦時のいわゆる「大本営発表」です。これは日中戦争および太平洋戦争中の日本国政府による戦況の公式発表です。太平洋戦争の初期までは、政府は戦果を概ね正確に発表していましたが、敗戦が色濃くなってきた頃から戦果の水増しが始まり、以降は戦況の悪化を隠すために虚偽の発表を重ねに重ねました。実際に終戦後はマスメディアの信用は一度失墜し、戦後の人々は価値観を変えざるを得なくなりました。それ以来「大本営発表」とは、権力者や利権者による操作された情報を揶揄する言葉となりました。

今現在もまるで戦時中の様相です。コロナ騒動が始まってからのマスメディアの報道とはまさに「大本営発表」そのものではないでしょうか。戦争当時と異なるのは、そもそも日本ではワクチン接種は義務ではありませんでしたので、本来は誰もが自分自身で判断して選択できたはずだという点です。大前提として、コロナワクチンを接種してもコロナウイルスには感染します。そして感染した場合のウイルス保有量も未接種者と同等に多く、また他人にも感染させます。しかし製薬利権を元とするであろうワクチンを推進する勢力は、日本人の本来の気質である優しさ、誠実さ、善意を利用し、ワクチン販売促進のためには事実に反することを流布することもいといませんでした。「大切な人を守るためにワクチン接種を」「思いやりワクチン」、こうした言葉に騙された人は多いでしょう。実際、コロナワクチンを接種したことをＳＮＳなどで嬉しそうに報告する人も少なくありません。「他者のため、社会のためにつらい副反応にも耐えて頑張っている自分」。典型的なものとしては、例えばプロフィールでワクチンの接種回数を一種のステータスシンボルとしてアピールしている方達などでしょうか。このように「コロナワクチン接種は利他的な善行である」と思い込む人は多いです。

「コロナワクチンの嘘」をいくら冷静に指摘しても分かってもらえない理由には、マスメディア、日本政府、公的機関、専門家が「まさか」嘘を付いているとは思いたくないということがあるのかもしれません。そして、とてつもなく大きな嘘は案外バレにくいのかもしれません。しかし、嘘をつく者の言動には時間の経過とともに矛盾が出てきますので、最終的に彼らは更なる嘘を重ねる事態に自ら陥っていくことになるでしょう。

私自身、コロナ騒動およびコロナワクチンの嘘に気付いてからというもの、マスメディア、政府、医療機関、権威に対してこれまで持っていた信用が連鎖的に崩壊しました。それはまさにレプリカントが「移植された偽の記憶」に気付き、今までの自分をほとんど否定されたようなものでした。主な情報源であるマスメディアが信用できなくなれば、各人はそれぞれ自分の頭で考えて判断することを始めようとするでしょう。そして、その時にこれまで一緒にいた人達が相変わらず思考停止状態のままであるならば、そうした人達ともお互いに精神的に離れていかざるを得なくなってしまうのです。この分断は決して簡単な話ではありません。それこそが、コロナワクチンの危険性を伝えようとしても伝えるのが難しい理由の一つかとも思います。

日本でもコロナワクチンの大量接種が始まってから既に1年半以上が経過し、現在は更に接種が進んでいます。今となっては「自分や家族もワクチンを繰り返し接種してしまった。いまさら否定的な意見を認めるわけにはいかない」という気持ちが強い方も多いかもしれません。実際にコロナワクチンを自らの手で大量接種してきた医療従事者の中には、このワクチンの危険性にどこかの時点で気付いた方も居るでしょう。その場合、自分は善意で行ってきたはずの行為が、実は大勢の人に毒性の高い遺伝子製剤を注入していたのだということを認めることになります。けれどももし、もはや後には引けないという思いを持つとすれば、それは正しくありません。過去は変えられませんが、これからの未来は変えられます。

未だに何の疑問も抱いていない人達は、これからもこのコロナワクチンを、近い将来に4回、5回、6回、7回……と繰り返し接種していくことになるでしょう。動物実験から推定されるのは、ワクチン接種の繰り返しは命の危険があるということです。自己免疫疾患、心筋炎、癌などコロナワクチン後遺症の多くが「老化」に関連した病気です。コロワクチン接種によって文字通り体の老化が進み、繰り返す度に更に寿命を縮める可能性があるのです。実際、これまでコロナワクチンを信用してきた人達の中にも、疑いを持つ人が少しずつ増えてきているように思います。この状況に疑問を抱き始めている人は、コロナワクチンの危険性についても耳を傾けてくれる余地があるでしょう。私はまだ何も諦めていません。

結局のところ、コロナ騒動の問題の本質を理解する人の割合が高くならなければこの騒動を止めることはできず、コロナワクチン接種者が社会の大多数になった現在、接種者にこそ問題の本質を理解してもらう必要があるのです。しかしながら、これまでの世界に何の疑問も持たなかった人には、その第一歩のハードルがとてつもなく高いのかもしれません。それでも、最初はどうしても「自分で」気付かないといけないのです。気付いた後にはドミノ倒しのようにこれまでの価値観が崩壊し、場合によってはこの世界がまるで変わって見えてくるかもしれません。コロナ騒動の始まりに集団心理があるのなら、終わらせるには集団心理の転換が必要なのです。コロナ騒動の被害者は正当な怒りの声を上げる権利があり、実際にそれをぶつける相手も存在するのです。最終的には、ワクチン被害者やその家族、遺族の怒りこそが世界を変えるのではないでしょうか。

コロナワクチン接種がここまで進んでしまった現在、そして更なる接種をこれからも重ねようとしている日本という国。もはや、かつての日常はもう戻っては来ないのだという覚悟すら必要だと私は考えています。少し前までは私もかつての日常が好きでした。しかし、嘘や欺瞞で塗り固められ、自由のみではなく己の健康や命すら常に他人に脅かされるような世界ならば、私はもはや御免こうむります。何にせよ、今まで当然と信じていたことを否定するのは、誰にとっても相当な痛みを伴うプロセスでしょう。しかしそれは、個人の本当の意味での自由や生きる権利を取り戻す出発点になるのだと私は信じています。

（該当するブログ記事掲載　２０２２年９月19日）

1章　コロナワクチンはそもそもワクチンとして機能しているのか？

ワクチンと有害事象

コロナワクチンの重篤な副反応はアメリカ、欧州、そして日本でも多数報告され続けています。接種が始まって約半年程の間に報告されたコロナワクチン接種による死亡者数でさえ、過去10年に起きたワクチン薬害での死亡者数の合計を超えています。

医薬品やワクチンではよくあることですが、有害事象は十分には報告されません。外来患者の25％が医薬品の有害事象を経験していますが、食品医薬品局（ＦＤＡ）に報告されるのは、医薬品の有害事象全体の０・３％未満、重篤な事象の1～13％未満です。また、米国でのワクチン有害事象の報告率は１％未満ともいわれており、これに基づくと、実際に起こった副反応は有害事象報告の１００倍以上にものぼるであろうと思われます。これまでのワクチンでも、一般に認識されているよりも死亡者や障害の件数はずっと多い可能性があります。現実にはデータベースで記録されているより、死亡者や障害を受けた件数が10倍から１００倍多くてもおかしくはないということです。薬害全般についていえることですが、死亡者数も障害数も実際よりも過小評価されていることが疑われます。

本来ワクチンと副反応の因果関係の証明は非常に難しいのです。例えば、ある方がワクチン接種の翌日に脳梗塞で死亡したとします。しかしながら、その方がワクチンを接種しなかった場合に脳梗塞を起こさなかったということを証明するのは事実上不可能で、因果関係は認めてもらえないことの方が多いでしょう。亡くなった方の家族からすれば「時系列的にはどう考えてもワクチン接種のために亡くなったとしか考えられないのに、医者も国も認めてくれない」という状況です。

繰り返しになりますが、ワクチン接種直後または数日後に重篤な障害が出たり亡くなられたとしても、ワクチン接種との因果関係の証明は難しいのです。基礎疾患のある方や年配の方は特にです。ましてや半年後1年後、実際にそれが副反応による死亡だったとしても、その時には既に個人レベルでの因果関係の証明はもはや事実上不可能です。私はコロナワクチンの深刻な副反応は半年から数年の単位で遅れて現れてくるのではないかと思っています。実際にそこまで時間が経ってしまった時には、将来的に疫学的に件数の統計を取ることはできたとしても、亡くなった方個々については死因がワクチンのせいだったかどうかは証明できないのです。

例えば政府が提示している「予防接種健康被害救済制度による一時金4420万円」の給付を受けるためには「厚生労働大臣による認定」、そして「因果関係を判断する審査」を通る必要があります。実際に被害が認められたケースは今までほぼ無く、結局の所はうやむやのうちに処理されてしまうということです。また、ワクチン接種をした医者自身も、患者に重篤な副反応があったとしても、その事象に関してのカルテは積極的には書きたがらないでしょう。実際ワクチン接種者が亡くなったり、副反応で苦しんでいたりしても医療機関が厚生労働省に誠実に報告するとは限らないということです。

（該当するブログ記事掲載　２０２１年６月29日）

数字で見るコロナワクチンの薬害

図表１－１はアメリカでのワクチン接種での死亡者のグラフです。データはワクチン有害事象報告システム（ＶＡＥＲＳ）によるものです。ＶＡＥＲＳは米国疾病対策予防センター（ＣＤＣ）と食品医薬品局（ＦＤＡ）が共同運営する、ワクチンの安全性に関する米国のプログラムです。

アメリカのワクチン副反応での死亡者数が２０２１年に突如跳ね上がっています（図表１－１）。２０２０年以前はコロナワクチン以前であり、２０２１年と２０２２年で死亡者が激増しているのは、ほとんどがコロナワクチンによるものと推定されます。これは既に過去のワクチン薬害とは比べ物にならない程の数です。

「有害事象」はワクチン接種後に起こった健康上好ましくない出来事のすべてを含みます。例えば、極端な例としてはワクチン接種後に交通事故で亡くなった場合でもワクチン接種後の死亡として扱われます。そのため、有害事象にはワクチンと因果関係のない事象までも含まれま

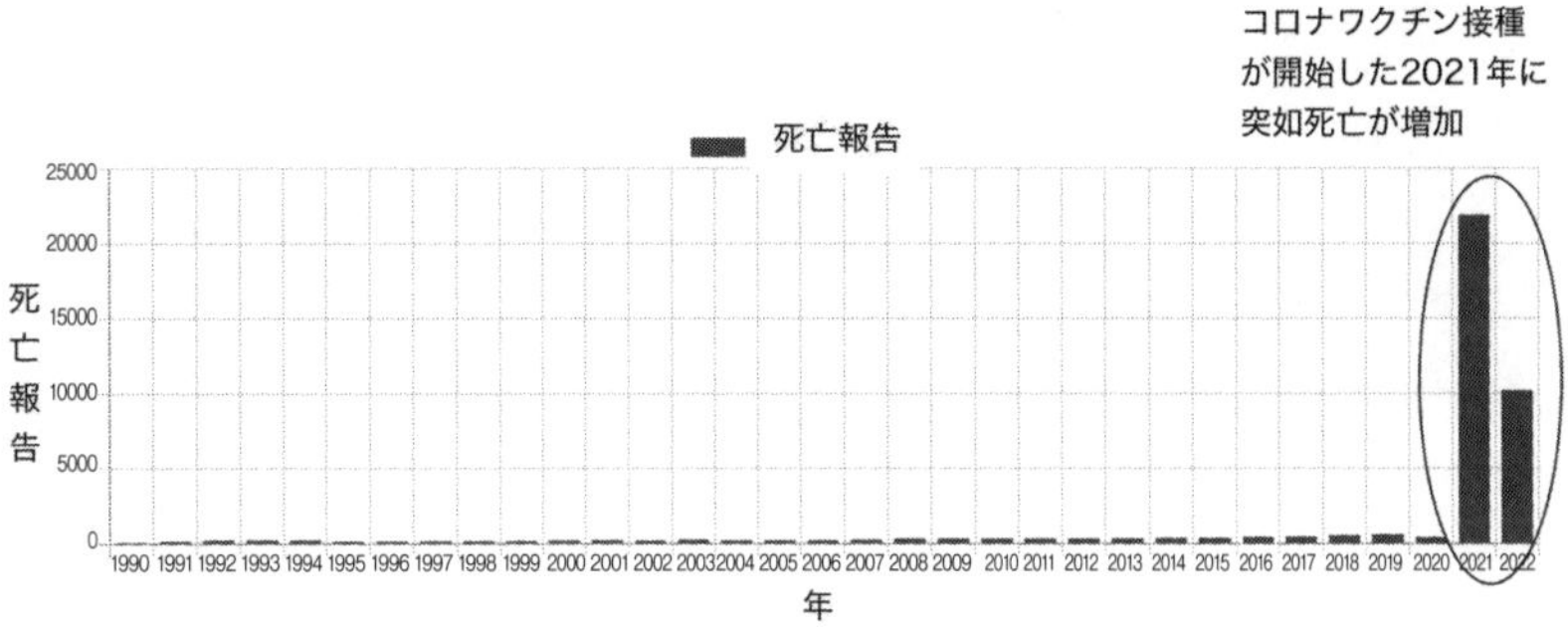

図表1－1　VAERSに報告されたすべての死亡例
https://www.openvaers.com/covid-data

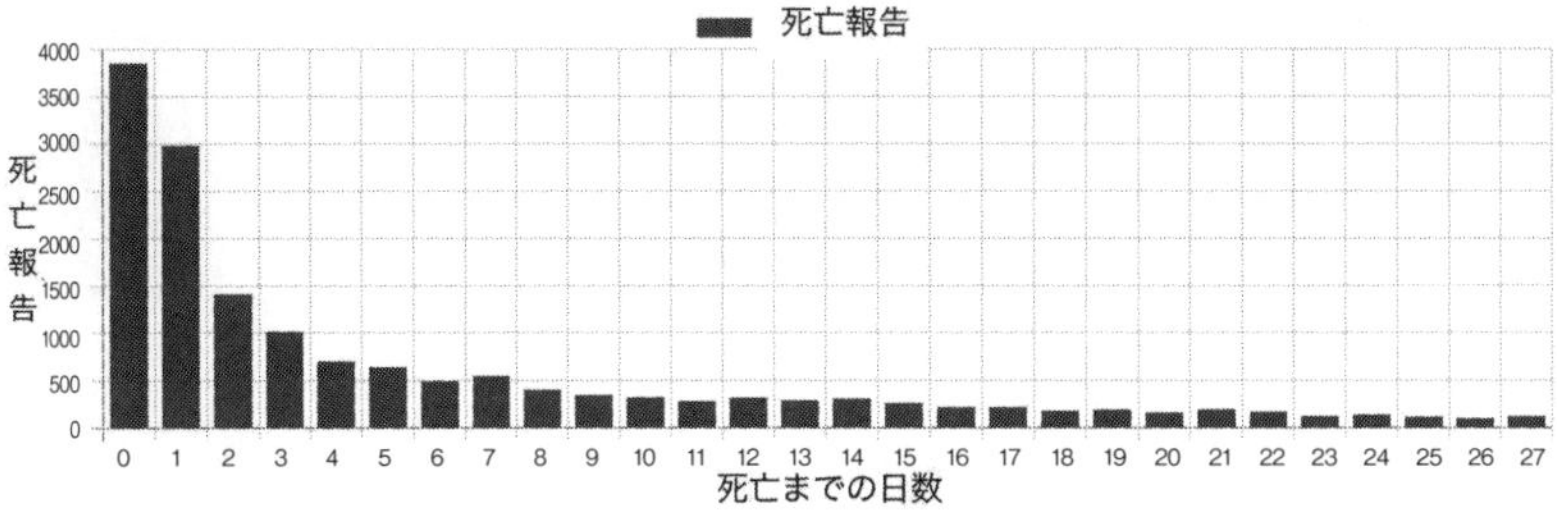

図表1－2　COVIDワクチン接種後の死亡までの日数

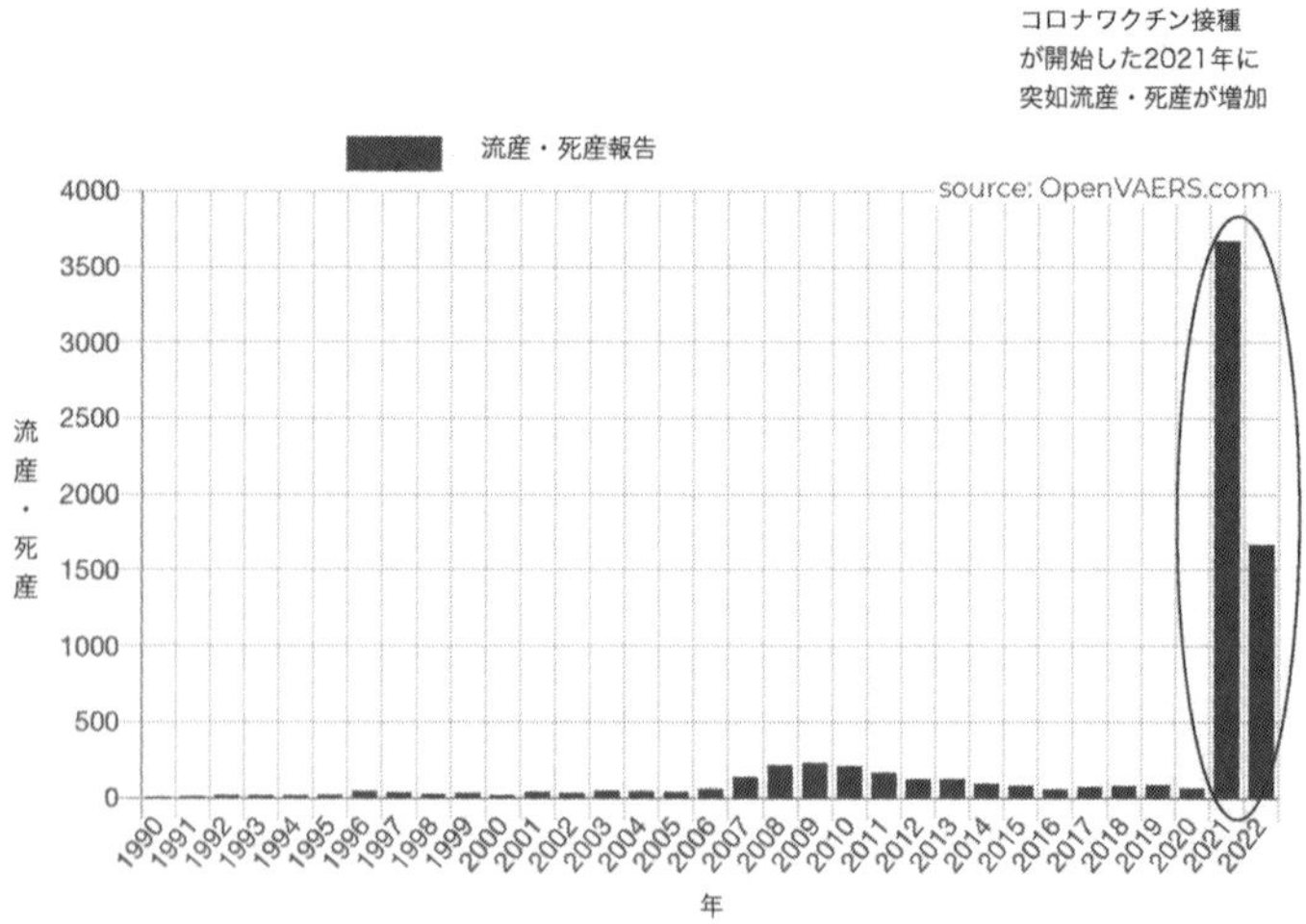

図表１－３　VAERSに報告された流産・死産

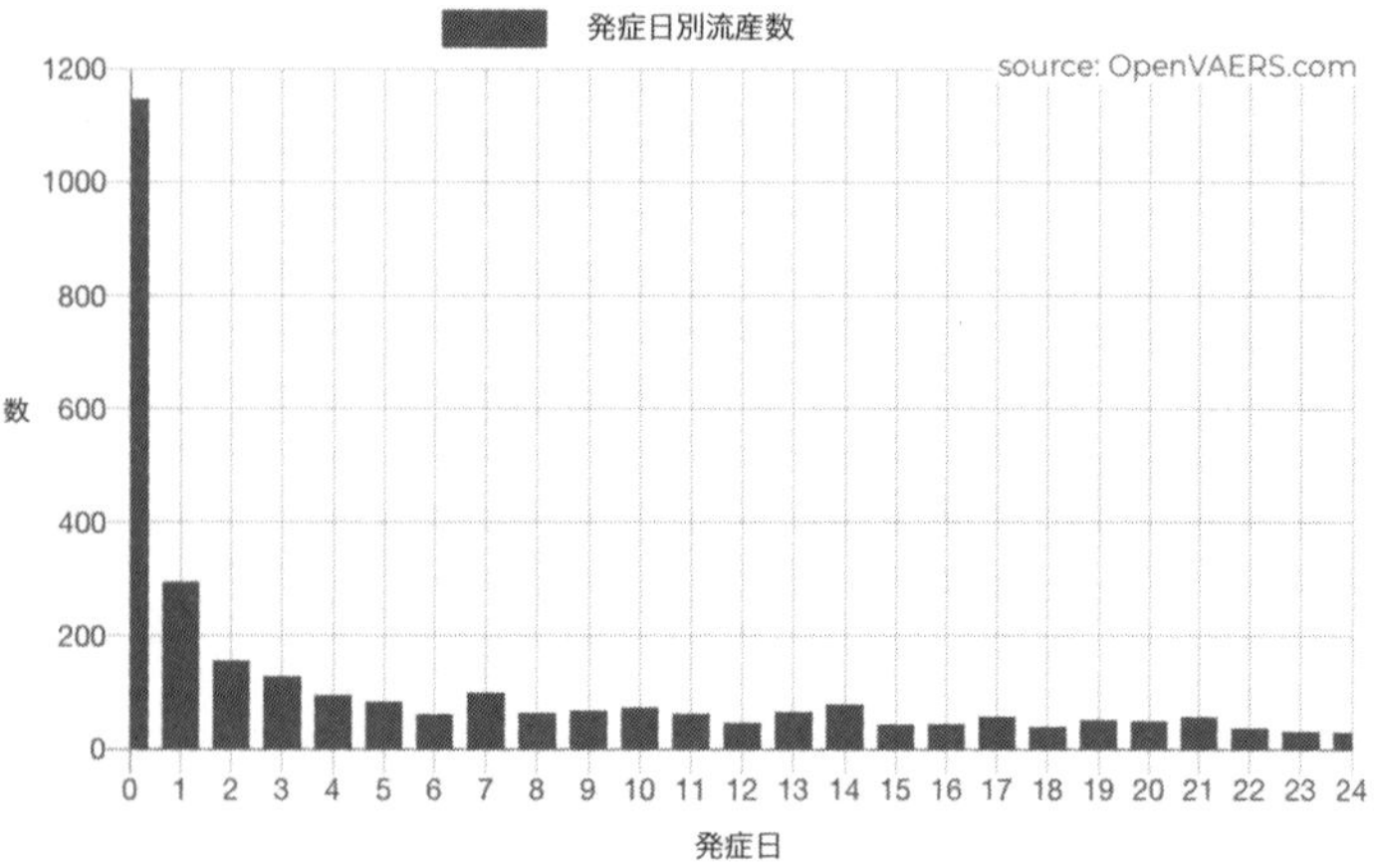

図表１－４　COVIDワクチン接種後の流産

す。もしも死亡がワクチン接種と無関係の場合は、死亡は接種後の日数とは無関係にランダムに起こるはずです。しかし、アメリカのデータを見ても、コロナワクチン接種後の死亡は接種当日がもっとも多く、接種後1日が次に多いのです（図表1-2）。このように、コロナワクチン接種と死亡事象は時系列的に強い相関関係が認められます。心筋炎についても同様の傾向があります。ここではグラフは省略しますが、2021年に突然跳ね上がっているのです。流産、死産も2021年に突如増加しており（図表1-3）、しかも、コロナワクチン接種当日が極端に多いのです（図表1-4）。やはり流産、死産も時系列的にコロナワクチン接種と強い相関関係が認められます。

コロナワクチン接種後、報告されているだけで、アメリカですでに3万人以上が亡くなり、5万人以上が心筋炎や心膜炎を発症し、5千人以上が流産しているのです（図表1-5）。ワクチン有害事象の報告率は1％未満とも言われているので、実際のコロナワクチン薬害は有害事象報告の100倍以上にものぼる可能性があります。実際に有害事象の報告に上がっているのは氷山の一角であり、表に出てきていない被害者はずっと多いのではないでしょうか。

2022年11月現在、コロナワクチン接種後に日本でも公表されているだけですでに1908名もの方が亡くなられています。しかしながら、そもそもワクチンの副反応は証明が難しく、因果関係を認めてもらえないことも多いです。実際に時系列的に因果関係が明らかに見えたとしても、ほとんどの人は「ワクチン接種との因果関係は評価できない」または「認められな

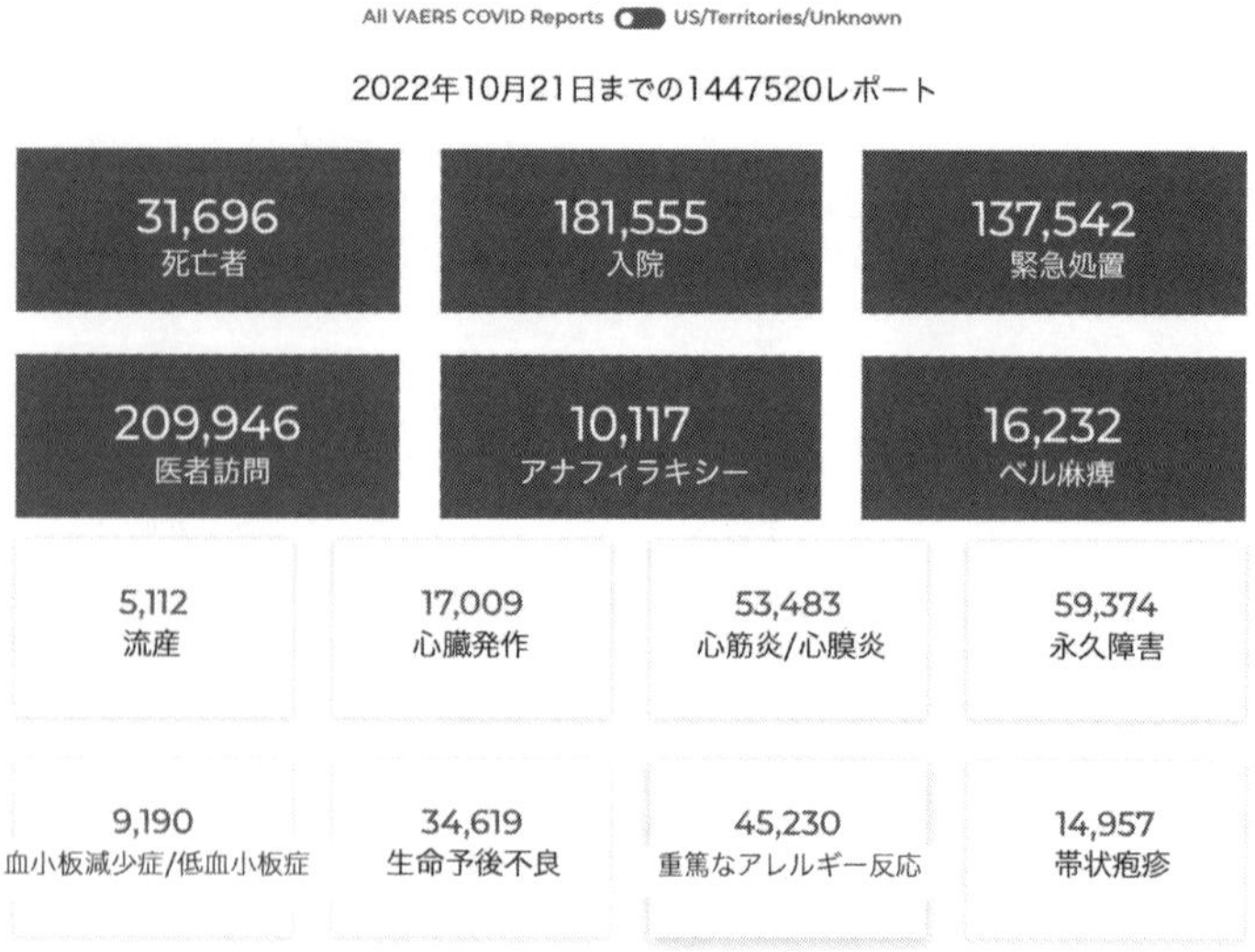
All VAERS COVID Reports US/Territories/Unknown
2022年10月21日までの1447520レポート
31,696 死亡者
181,555 入院
137,542 緊急処置
209,946 医者訪問
10,117 アナフィラキシー
16,232 ベル麻痺
5,112 流産
17,009 心臓発作
53,483 心筋炎/心膜炎
59,374 永久障害
9,190 血小板減少症/低血小板症
34,619 生命予後不良
45,230 重篤なアレルギー反応
14,957 帯状疱疹

図表1－5　VAERS COVIDワクチン有害事象レポート

い」という扱いになっています。

厚生労働省の資料によると、インフルエンザワクチンでの死亡者は平成21年から令和元年の11年間で合計19名です（図表1－6）。

比較すると、今回のコロナワクチンによる薬害は既に桁違いです。

ワクチンの副反応はすぐに出るとは限りません。従来のワクチンでは抗原の量は接種直後に最大で後は低下するのみですが、反対に遺伝子ワクチンでは抗原タンパクはワクチン接種後から増加し始め、その後どのくらい生産が続くかはまだ正確には分かっていません。遺伝子ワクチンのデザイン上、従来のワクチンよりも副反応は遅れて出てくる可能性が高くなります。むしろ

Q34：インフルエンザワクチンの接種後死亡例はありますか？
インフルエンザワクチンの副反応疑い報告において、報告医師から予防接種を受けたことによるものと疑われるとして報告された死亡例は以下のとおりです。

種別	期間	症例
新型	平成21(2009)年10月〜平成22(2010)年9月	3例
	平成22(2010)年10月〜平成23(2011)年3月	4例
季節性	平成23(2011)年10月〜平成24(2012)年5月21日	0例
	平成24(2012)年10月〜平成25(2013)年5月14日	1例
	平成25（2013）年10月〜平成26（2014）年7月まで	1例
	平成26(2014)年10月〜平成27 (2015)年6月まで	3例
	平成27(2015)年10月〜平成28(2016)年4月まで	1例
	平成28(2016)年10月〜平成29(2017)年4月まで	2例
	平成29(2017)年10月〜平成30(2018)年4月まで	3例
	平成30(2018)年10月〜平成31(2019)年4月まで	0例
令和元(2019)年10月〜令和2(2020)年4月まで	1例	

図表1−6　厚生労働省インフルエンザQ&A
https://www.mhlw.go.jp/bunya/kenkou/kekkaku-kansenshou01/qa.html

短期での副反応ですらこんなに出るのかと驚いています。にもかかわらず、日本の主要なメディアではこの死亡数を積極的に報道している様子は見られず、コロナワクチンのメリットばかりを連日報道し続けています。

実際に重篤な副反応が顕在化してくるのは半年後や1年後、または数年後になるかもしれず、その頃にはもう個人レベルでのワクチンとの因果関係の証明は不可能です。最終的に公式な統計には入らないでしょうが、遅れて出てくる副反応も含めると、今後亡くなられる方ははるかに多くなることでしょう。

半年後、1年後、数年後の世界はどうなっているのでしょうか。

（該当するブログ記事掲載　2021年6月26日）

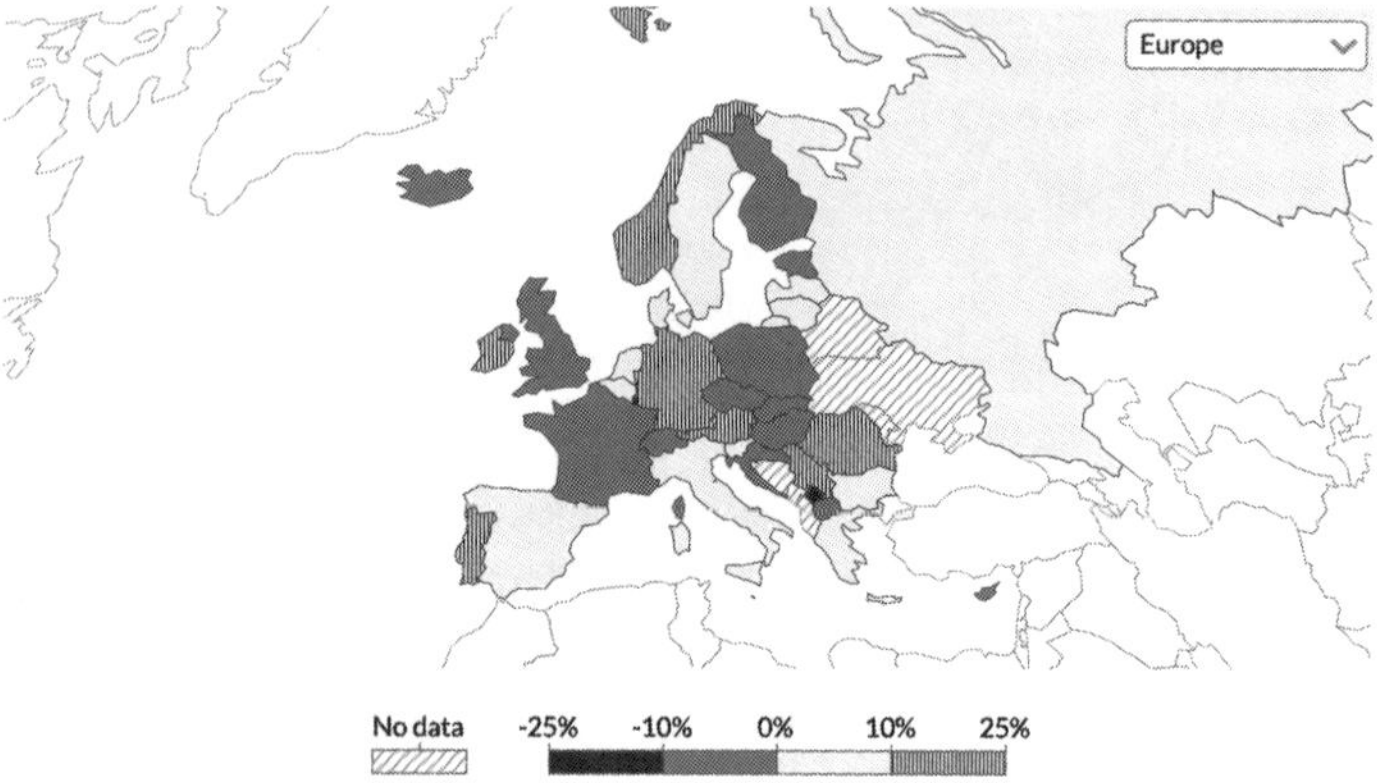

図表1−7　過剰死亡率：全死因による死亡予測（2022年9月25日）。2020–2022年に報告された週または月の死亡者数と、同じ期間の予測死亡者数との差のパーセンテージ。

世界的な超過死亡の増加

本来ワクチンと副反応の因果関係の証明は難しく、状況を俯瞰するために大切なのはワクチン大量接種前後の死亡原因を問わない全死亡者の推移です。コロナワクチン大量接種が始まって以降の世界を見渡してみると、超過死亡が異常な増加を見せています。

図表1−7は欧州での全死因による死亡数と予測値との比較による過剰な死亡率です。欧州の多くの国でも2021年から2022年にかけて超過死亡は異常に増加しています。

絶対変化は超過死亡率の最終値から初期値の引き算であり、相対変化はこの絶対変化を初期値で割った値です（図表1−8）。フランスやフィンランドは一見すると超過死亡率がマイナスですが、パンデミック前の2020年1月もマイナスでした。実際には2022年9月の時点でフラン

	1-Jan-20	1-Sep-22	絶対変化 (% ポイント)	相対変化
ノルウェー	-7%	14%	+21 pp	+313%
スウェーデン	-6%	3%	+9 pp	+144%
フィンランド	-12%	-3%	+8 pp	+71%
ベルギー	-6%	0%	+6 pp	+101%
オランダ	-8%	8%	+15 pp	+198%
ルクセンブルク	-33%	-19%	+14 pp	+41%
スイス	-11%	-7%	+4 pp	+35%
オーストリア	-12%	13%	+25 pp	+205%
フランス	-7%	-7%	+1 pp	+8%
ドイツ	-4%	11%	+15 pp	+382%
イタリア	-12%	32%	+44 pp	+356%
スペイン	-12%	6%	+18 pp	+149%
ポルトガル	-12%	10%	+22 pp	+186%
ギリシャ	-3%	36%	+39 pp	+1,197%
ジブラルタル	1%	157%	+157 pp	+26,549%
オーストラリア	-2%	15%	+16 pp	+1,069%
アメリカ合衆国	-4%	3%	+7 pp	+167%
韓国	0%	5%	+5 pp	+1,303%
日本	-6%	4%	+9 pp	+168%

図表1－8　各国におけるパンデミック時の全年齢の超過死亡率
https://ourworldindata.org/excess-mortality-covid

ス、フィンランドは超過死亡率が相対変化でそれぞれ＋8％、＋71％です。欧州各国で超過死亡率が軒並み上昇しています。相対変化で見て欧州内で超過死亡率がとりわけ上昇しているのが、ノルウェー（＋313％）、ドイツ（＋382％）、イタリア（＋356％）、ギリシャ（＋1197％）で、ジブラルタルではなんと＋2万6549％です。欧州以外でも超過死亡率は上昇していま す。オーストラリアが＋1069％、アメリカ合衆国が＋167％。アジアでは韓国が＋1303％、日本が＋168％です。コロナ感染による死亡は超過死亡のうちのごく一部しか説明できません。

２０２０年には欧米では死亡数が平年を上回る超過死亡が生じましたが、日本ではコロナ禍の状況下でも超過死亡は生じませんでした。つまり、当時の日本ではコロナウイルスによる死亡者は限定的だったのです。しかし、ワクチン大量接種が始まった２０２１年には日本で6万人もの超過死亡を記録しました。この数字は戦後最大級です。さらに、２０２２年になっても超過死亡は続き、8月までにすでに8万人の超過死亡が出ています。その一部もしくは大部分がコロナワクチン接種によるものではないかと私は強く疑っています。このように、コロナパンデミックが始まっても増えなかった超過死亡が、ワクチン大量接種開始後に急増しているのです。

ワクチン未接種者に汚名を着せることは正当化されない

「コロナワクチン接種は自分のためだけではなく、他人に感染させないための利他的な善行である」と主張する人達がいます。そして「ワクチン未接種者は利己的であり、他人の迷惑を考えていない」と批判します。そもそも健康な子供はコロナウイルスに感染したとしても滅多に重症化はせず、コロナウイルスに対してはもともと低リスクです。にもかかわらず子供が他の成人に感染させる可能性があるということを口実に、２０２２年2月に5歳から11歳の子供達へのコロナワクチン接種が日本でも始まりました。

コロナワクチン未接種者は接種者にとって本当に危険な存在なのでしょうか? Lancet誌に「コロナワクチン未接種者を危険視しないように」との内容の記事が発表されました。この短い記事は「Correspondence」として発表されたものです。Correspondenceとは数百単語程度の短い文章から構成され、簡易的な研究の報告や、直近に掲載された論文へのコメントを行う場として使われます。Lancet誌上での貴重な意見です。

「COVID-19:ワクチン未接種者に汚名を着せることは正当化されない」

アメリカとドイツの高官は「ワクチン未接種者のパンデミック」という言葉を使い、ワクチンを接種した人はCOVID-19の疫学には関係ないと提言している。関係者がこの言葉を使ったことで、ある科学者は「COVID-19では、ワクチン接種者を未接種者が脅かす」と主張したかもしれない。しかしこの見方はあまりにも単純すぎる。

ワクチンを接種した人が引き続き他者へ感染させていることを示す証拠が増えている。米国マサチューセッツ州では、2021年7月の様々なイベントで合計469件のCOVID-19の新規症例が検出され、そのうち346件(74%)が完全または部分的にワクチンを接種した人で、そのうち274件(79%)が症状を呈していた。サイクルの閾値は、完全にワクチンを接種した人(中央値22・8)と、ワクチンを接種していない人、完全には接種していない人、接種状況が不明な人との間で同様に低く（中央値21・5）、完全接種者でもウイルス量が多いことが分かった。米国では２０２１年4月30日までにワクチン接種を受けた人でＣＯＶＩＤ-19の症例が合計1万２６２件報告され、そのうち２７２5人（26・6％）が無症状、９９５人（９・７％）が入院、１６０人（１・６％）が死亡した。ドイツでは、60歳以上の患者におけるＣＯＶＩＤ-19の症状のある症例の55・４％が完全にワクチンを接種した人であり、この割合は毎週増加している。ドイツのミュンスターでは、完全にワクチンを接種した人、またはＣＯＶＩＤ-19から回復した人でナイトクラブに通っていた３８０人のうち、少なくとも85人（22％）でＣＯＶＩＤ-19の新規症例が発生した。ワクチンを接種した人は重症化するリスクは低いが、パンデミックには関係する。したがって、ワクチンを受けていない人達のパンデミックを語るのは間違いであり危険である。アメリカとドイツは、肌の色や宗教を理由に国民の一部に汚名を着せることによる負の歴史を経験している。私は、高官や科学者に、私たちの患者、同僚、その他の市民を含むワクチン未接種者に対する不適切な烙印を押すことを止め、社会をひとつにまとめるために更なる努力をすることを求める。

（COVID-19: stigmatising the unvaccinated is not justified Günter Kampf Lancet, 2021 https://www.thelancet.com/journals/lancet/article/PIIS0140-6736(21)02243-1/fulltext)

まず大前提として、コロナワクチンを接種してもコロナウイルスには感染します。そして感染した場合のウイルス保有量も未接種者と同等に多く、また他人にも感染させます。ここにコロナワクチン推進者達の主張についての矛盾があるのです。コロナワクチン接種者が未接種者を恐れなくてはならないのなら、そもそも何のために打ったワクチンなのでしょうか。もしワクチンを信頼しているのならば、打った本人は既にコロナウイルスからじゅうぶん保護されているはずですから、未接種者など気にせずに過ごせば良いのです。コロナワクチンを信頼できないのなら、批判すべきなのは未接種者ではなくコロナワクチンでしょう。

例えばCDCは「ファイザーやモデルナなどの2回目のワクチンを接種してから2週間後、またはジョンソン・エンド・ジョンソン社のJanssenワクチンのような単回接種のワクチンを接種してから2週間後」を「ワクチン接種完了」と定義しています。では「ワクチン未接種」とは何でしょうか。ニュース記事などでは定義を書かずに、接種、未接種の二択でしか表示されない場合が多いですが、定義自体が曖昧であれば「統計の嘘」を織り込むことは容易になります。上記の「ワクチン接種完了」以外を「未接種」と数える場合もあるでしょう。とりわけ接種後の2週間は「未接種」と見なされているのではないでしょうか。そうした場合を考えてみましょう。

コロナワクチンは接種直後に強い副反応が出ることが実際多いです。そして、重篤な副反応により接種直後から数日といった短期間に命を落とされている方がいます。また、コロナワクチンの接種直後にリンパ球が一時的に大きく減少することが分かっています。特にこの「一時的免疫不全」の期間には感染症全般に対しても脆弱になりますので、コロナウイルスに感染する可能性もありますし、別の感染症や潜伏ウイルスの再活性化もあるでしょう。そうしたワクチン接種直後の「副反応」が引き起こす症状も「ワクチン未接種者」としてのコロナウイルス感染、突然死、あるいは謎の病気発症と見なされてしまうわけです。様々な国でそれぞれ異なる恣意的な基準でコロナワクチン接種完了が定義されています。「ワクチン未接種」を明確に定義しない統計では、コロナワクチン接種者と未接種者の感染率の違い、副反応の実態を読み取ることは事実上不可能です。

さて、コロナワクチン推進派がしばしば口実に使うもう一つの推進理由としての「集団免疫」ですが、ワクチンの接種率を上げることによる集団免疫とは実際のところ成り立つものなのでしょうか。集団免疫とは、ある感染症に対して集団の大部分が免疫を持っている際に生じる間接的な保護効果です。集団の中にウイルスに免疫を持っている人が増えると、その人々がウイルスを他者に感染させない防波堤となります。その防波堤が集団の中で十分な割合になると、残りの人々には伝染病が広がりにくい状態になるという原理です。ただしこれは、ワクチン接種者や感染歴のある人がウイルスに感染したり、ウイルスを伝播したりすることはないということが前提になります。重要なのは、「ワクチンによる集団免疫」という考え方が成り立つためには、そのワクチンが「ウイルスの伝播を防ぐワクチン」である場合に限るということなのです。ワクチンを接種してもウイルスに感染し、さらに他者に感染させるのならば、ワクチン接種者は感染伝播の防波堤にはなり得ません。つまり、コロナワクチンによる集団免疫は理論的に成立しません。

コロナワクチンの大量接種が先行していたイスラエルでは、ワクチンの接種から数ヶ月後には、感染や入院に対する免疫力の低下が見られるとの報告があります。ワクチンによる副反応として、抗体依存性感染増強（ＡＤＥ）、抗原原罪が起これば、むしろワクチン接種が重症化予防どころか重症化促進を起こしても不思議ではありません。

ワクチン接種者が未接種者を非難するのは、未接種者だけがコロナウイルスを他者に感染させると思い込んでいるからでしょう。しかし感染させることにおいては接種者も未接種者も同等です。コロナワクチンに対して慎重な姿勢を取っている未接種者は、コロナワクチンの危険性を理解しているからこそコロナワクチンを接種していません。未接種者は利己的なわけではなく、他者に迷惑をかけているわけでもありません。接種者が未接種者を批判するのはお門違いです。

（該当するブログ記事掲載　２０２１年11月28日）

SARS-CoV-2自然感染から回復した医療従事者は、ワクチン接種の義務化の対象から除外されるべきである

欧州でも日本でも、コロナ騒動の本質に気付いている人と気付いていない人では、見えている世界がまるで違うようです。実際気付いていない人が多数派であり、医者や科学者も例外ではありません。しかし、危機に気付いた良心的な医者や科学者は世界中でコロナワクチンの危険性やコロナ規制の無意味さを訴えています。学術雑誌に発表された論文や記事も流れを変える助けになっていると思われます。

「SARS-CoV-2自然感染から回復した医療従事者は、ワクチン接種の義務化の対象から除外されるべきである」

語源を調べてみると、immune はラテン語の immunis に由来し、公務を免除される、税金を課さない、負担をかけないという意味がある。その延長線上で、免疫という言葉は特定の感染症から免除されることを意味するが、いくつかの国で実施または提案されているワクチン義務化のために、この言葉が雇用からの免除と同一視される危険性が出てきている。英国では、ワクチン未接種の医療従事者は、自分自身と弱い立場にある患者にとって危険であると認識され、解雇の危機に直面したが、英国政府は現在、この義務付けを廃

止すべきかどうかを協議している。多くのワクチン接種の義務付けは、もともと免疫のない人たちを対象としている。しかし、このような一方的な義務化に対しては、ウイルス性呼吸器感染症と免疫に関する知識の蓄積という観点から、繰り返し述べるべき説得力のある主張が存在する。

第一に、インフルエンザなどの一本鎖RNAウイルスでは、ワクチン免疫の低下により毎年接種する必要があるワクチン接種よりも、感染から回復した後の自然な免疫による防御が優れていることがよく知られている。SARS-CoV-2についても同様で、ある研究では、自然感染した人は、自然感染のないワクチン接種者に比べて10倍再感染しにくかった（調整ハザード比、過去の感染については0・02、95%CI 0・01-0・04 vs ワクチンについては0・26、0・24-0・28）。自然感染にさらされた人はCOVID-19で入院する確率も低かった。

第二に、COVID-19のパンデミック以前は、ウイルス性呼吸器病原体に対する全身ワクチン接種によってワクチン接種者は重症感染から保護されるが、粘膜免疫がないためにワクチン接種者以外の人にウイルスを伝播することがあるという原則が確立していた。したがって、自然感染による免疫を持つ人は、ワクチンを接種しても自然な免疫がない人に比べて、弱い患者（自らワクチンを受けるべき）に感染させる可能性はおそらく低いと考えられる。上気道の長期免疫は直接測定することができず、血清抗体値は粘膜免疫の代用にはならない。

(Health-care workers recovered from natural SARS-CoV-2 infection should be exempt from mandatory vaccination edicts McGonagle (2022) Lancet Rheumatol https://pubmed.ncbi.nlm.nih.gov/35156059/)

「免疫」の語源は免除。興味深いですね。ちなみに「抗体」は英語でantibody（anti抗＋body体）、ドイツ語ではAntikörper（Anti抗＋Körper体）。日本語の抗体はそうしたものの直訳です。

日本でも医療従事者は最初期にコロナワクチン接種の対象者になりました。ワクチン未接種の状態で患者に接することが危険とされたからです。しかし、これはコロナ以前から分かっていたことですが、一般論としてワクチンを接種しても感染した接種者が未接種者にウイルスを伝播することはあります。本来ワクチンとは接種した本人を保護するためのものであったはずです。そしてその他のワクチンと同様に、コロナワクチンを接種しても接種者はコロナウイルスに感染しますし他者に感染させることがあります。

ワクチンによる免疫力の検査には血清中の抗体価が使われており、主にＩｇＧが対応します。ＩｇＧの主な機能は全身の防衛です。一方、ウイルス性呼吸器感染症の最前線は粘膜免疫であり、対応する抗体は主にＩｇＡのクラスです。ＩｇＡは粘膜表面で最も活性が高く、粘膜表面の一次防御を担い、唾液、涙、母乳に高レベルで含まれる抗体です。IgAの主な機能は最前線での防衛ですが、通常のワクチンではそうした粘膜免疫が形成されません。血清中の抗体価を測るだけでは免疫の一部しか見えません。

コロナウイルス感染による免疫では、コロナウイルスの多様な抗原に対しての抗体、T細胞免疫が作られます。そうした抗体の中には血流を循環するIgGクラスの抗体、粘膜表面のIgAのクラスの抗体も含まれます。抗体が認識する抗原もスパイクタンパクに限定されず多様です。一部のB細胞はメモリー細胞として待機状態にあるでしょう。またこれらの免疫は自然免疫とも共闘して、粘膜バリアの破壊を防ぎ、感染防御の最前線で働きます。

このように、ワクチンによって得られる免疫よりも、自然な感染によって得られる免疫の方が優れているということは以前からよく知られていました。にもかかわらず、免疫学の経験や知識はなぜかコロナ騒動が始まって以来おろそかにされているのです。

第三に、SARS-CoV-2の自然感染の既往がある人にワクチンを接種すると、いわゆる超免疫（またはハイブリッド免疫）、すなわちワクチン単独接種と比較して高い抗体およびT細胞応答を引き起こすことが多くの研究で示されている。この概念は、しばしばワクチン接種に有利に働くが、この超免疫状態は長期的な臨床的相関が証明されておらず、自然な免疫を持つ人にワクチンを接種しても、追加利益はほとんどないとする研究が増えてきている。ワクチン接種を受けた人の血清抗体反応が高いから自然感染より優れているとするのは誤りであり、自然感染からかなりの時間が経過しており、抗体レベルが低下していることが予想されるからである。さらに、自然感染では上気道でインターフェロン依存性の強い免疫が誘導され、インターフェロンに関連したインフルエンザ様症状を引き起こすが、自然サイトカイン反応により臨床的に有意な抗体産生に必要な粘膜バリアの破壊が阻止される可能性がある。筋肉内接種では、一過性ではあるが、血清抗体として測定可能な抗体反応を容易に生じさせることができる。この現象を利用して、ワクチンが自然感染より優れていると主張することはできない。

ドイツなど一部の国では、SARS-CoV-2の自然感染から回復した医療従事者は90日間ワクチン接種が免除されるため、自然な感染でできる免疫とワクチン接種の同等性に関する免疫学者の声は少なくとも一部には届いているが、ウイルス性肺炎と自然にできる免疫の歴史から、この期間の科学的根拠は不明で、間違いなく無期限であるべきだろう。

イギリスでは医療従事者の不足が続いており、ワクチン接種の義務化はおそらくこれを悪化させるだろう。実際このことがイギリス政府がこの政策を再検討した主な要因であるように思われる。医療従事者のさらなる危機を回避するための強力な要素として、COVID-19から回復した人の自然な免疫の力を政治家に認識させることが必要である。

自然な免疫を持つ人にコロナワクチンを接種しても、追加の効果はほとんどないとする研究が増えています。抗原原罪の仕組みからもそのように考えられます。ウイルスに対する抗体をすでに持っている場合、その抗体はナイーブB細胞の活性化を抑制するので、コロナワクチンを接種しても新たな抗体を作ることが出来なくなるからです。

血清中の抗体価を測るだけでは免疫の一部しか見ていないことはもちろんですが、抗体の存在が重症化防止に働くかどうかも分かりません。武漢型のコロナワクチンで作られる免疫は、現在はすでにほぼ収束している初期の武漢型コロナウイルスのスパイクタンパクに対してだけです。コロナウイルスは抗体を利用して感染できるウイルスであり、ウイルスに利用されて抗体依存性感染増強（ＡＤＥ）が起きると抗体の存在が重症化に繋がる懸念もあります。また、抗原原罪が起これば変異株に対する新たな抗体産生も抑制され、重症化にも繋がります。ＡＤＥ、抗原原罪も特殊な免疫不全と考えられます。

コロナウイルスの自然感染から回復した人は特定の期間、ワクチン接種が免除される国もあります。例えばドイツでは感染から治癒した人は90日間ワクチン接種が免除されます。どうして90日間なのか。メモリー細胞は90日間で無くなるわけでもなく、免疫が有効な期間を決めた科学的根拠は実際不明です。論文内でも言われているように、この期間は無期限であっても良いわけです。ちなみにイタリアでは3回のコロナワクチンの接種をした人は無期限のワクチンパスポートを取得できることが２０２２年初頭に決まりました。そこに科学的根拠は見当たりません。そしてこれまで繰り返されてきたように、そのルール自体もいつ覆されるかも分かりません。コロナウイルスに感染してワクチンパスポートを発給されたとしても数ヶ月で無効になるのならやはり問題の解決にはなりません。医療従事者の休職、辞職が相次いだことも英国のコロナ規制撤廃に繋がったのでしょう。

ワクチン未接種者を追い詰めているように見えた政権も、実際には反対に追い詰められていたのではないでしょうか。コロナ騒動の背景にあるのは世界的なファシズムであり、それに対抗して多くの人がそれぞれの立場で戦っています。SNS、ブログ、動画サイトなどでの発信、デモやフリーダムコンボイ。一人一人は小さな戦いでも、総体としてはコロナワクチンを推進する勢力に対して大きな圧力となっているのではないでしょうか。仮にコロナ規制が撤廃されたとしてもそれで終わりではありません。ワクチン後遺症患者の救済や訴訟、責任の追及などが続くでしょう。流れは少しずつ変わり始めています。この流れを確かなものにしていきたいものです。

（該当するブログ記事掲載　2022年2月26日）

コロナワクチンの有効性は接種8ヶ月後にはマイナスに転じる

厚生労働省によるコロナワクチンデータの改竄が発覚しました。ワクチン接種済みの人でも接種歴が不明な場合、未接種者として計上していたのです。指摘を受けて厚生労働者がデータを修正したのは2022年4月の第3週以降です。修正後のデータでは、ワクチン2回接種した人10万人当たりのコロナ陽性者数が、ワクチン未接種者10万人当たりのコロナ陽性者数よりも多くなりました。ワクチンを接種した方が未接種よりも感染しやすくなるということはあり得るのでしょうか？

コロナワクチンは、接種後に免疫がどの程度の期間維持されるかも不明なまま、見切り発車の状態で大量接種へと進みました。では、コロナワクチンの効果は実際どれ程の期間続くのでしょうか？ この疑問に関連した論文がLancet誌に発表されました。9ヶ月間の大規模なコホート研究です。結果、ワクチンの効果は接種後半年で大きく減衰し、それどころか8ヶ月以降はマイナスに転じるということが判明しました。

「COVID-19ワクチン2回目接種後9ヶ月までの感染、入院、死亡のリスク：スウェーデンにおける後ろ向き全人口コホート研究」

背景：COVID-19に対する6ヶ月以降のワクチン効果については、まだ不完全にしか解明されていない。我々はスウェーデンの全人口を対象に、ワクチン接種後9ヶ月間の感染、入院、死亡のリスクに対するCOVID-19ワクチンの有効性を調査した。

方法：この後ろ向き全人口コホート研究は、スウェーデンの全国登録のデータを用いて行われた。コホートはChAdOx1 nCoV-19、mRNA-1273、またはBNT162b2を2回接種した全ての個人と、マッチさせたワクチン未接種の個人からなり、ワクチン接種と感染に関するデータは2021年10月4日まで更新されていた。我々は2つの結果を評価した。1つは、2021年1月12日から10月4日までのあらゆる重症度のSARS-CoV-2感染である。もう1つは、2021年3月15日から9月28日までの、COVID-19による入院または感染確認後の全原因30日死亡と定義される重症のCOVID-19である。
(Risk of infection, hospitalisation, and death up to 9 months after a second dose of COVID-19 vaccine: a retrospective, total population cohort study in Sweden Nordström et al. (2022) Lancet https://www.thelancet.com/journals/lancet/article/PIIS0140-6736(22)00089-7/fulltext)

この後ろ向きコホート研究は、スウェーデンで行われたものです。

この研究は、2020年12月28日から2021年10月4日の間に完全接種（2回接種）を受けた84万2974人を対象に調べたものです。その後、各個人は、国家機関であるスウェーデン統計局によって、スウェーデンの全人口から出生年、性別、市町村においてランダムに抽出された1人と、生年と性別により1対1でマッチングされました。このように、全研究コホートは84万2974組（168万5948人）の構成となっています。2回接種対未接種の状況で、コロナ感染および重症化について比較されました。検査の大部分はＰＣＲによるものです。コロナ重症化についてはコロナ感染による入院および死亡で判断されました。

マッチングされたペアの両個体のベースラインは、ワクチン接種を受けた個人の２回目の接種日です。マッチングのプロセスは5回繰り返されました。メインコホートから、特定のワクチンタイプ（ファイザー、モデルナ、アストラゼネカ）とスケジュール（異種ワクチン混合）に応じて4つのサブコホートも形成されました。また、感度分析に使用するために、第二のコホートが形成されました。この第二のコホートは、コホートの規模を大きくするために、あまり厳密でないマッチング基準を用いて形成されました。このデータセットでは、各ワクチン接種者は年齢のみで残りのコホートと照合され、各組の年齢差は5歳です。このプロセスは10回繰り返されました。

図表1-9は、コロナワクチン接種者84万２９７４人と同数のコロナワクチン未接種者を9ヶ月までのフォローアップでマッチングさせた場合の、あらゆる重症度のコロナ感染に対するワクチンの有効性についてです。

追跡期間中央値１０８日の間に、２万７９１８人のコロナ感染が確認され、そのうち６１４７人がワクチン接種者（10万人日あたり４・９人感染）、２万１７７１人がワクチン未接種者（10万人日あたり31・６人感染）でした。いずれかのワクチンを2回接種した場合のワクチン効果は、15～30日でピークに達し（92％）、31～60日でわずかに減少しました（89％）。それ

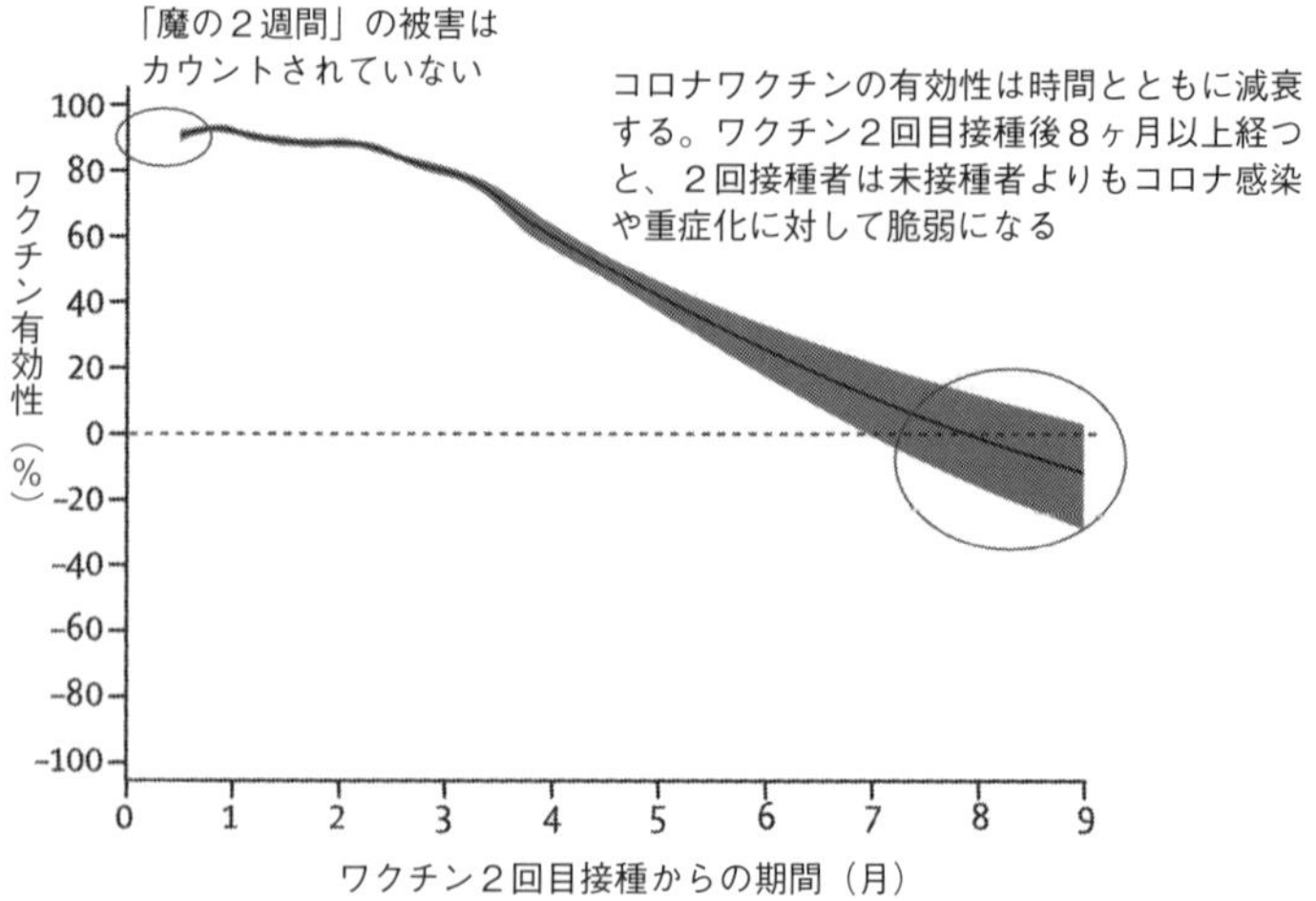
「魔の２週間」の被害は
カウントされていない
コロナワクチンの有効性は時間とともに減衰する。ワクチン２回目接種後８ヶ月以上経つと、２回接種者は未接種者よりもコロナ感染や重症化に対して脆弱になる
ワクチン有効性（％）
100
80
60
40
20
0
-20
-40
-60
-80
-100
0
1
2
3
4
5
6
7
8
9
ワクチン２回目接種からの期間（月）

図表１－９　SARS-CoV-2感染に対するワクチン効果（最大9ヶ月の追跡調査）

以降は衰えが顕著になり、２１１日目以降は検出可能なワクチン効果は残りませんでした（23％［95％CI -2％～41％］）。CI（Confidence Interval）は信頼区間です。信頼区間とは母集団の真の値が含まれることが信頼できる数値範囲です。例えば95％CIとは、繰り返し信頼区間を求めた時に95％の割合でこの範囲に真の値が存在することを意味します。

61～１２０日の時点でワクチンの有効性は、80歳以上の高齢者では50％、主婦では61％に低下していました。性別では、男性では１８１日目以降はワクチンの有効性が検出されませんでした（17％［-13％～40％］）。ファイザーのワクチン効果は、15～30日目で92％、１２１～１８０日目で47％、２１１日目以降は23％（-2％～41％）でした。モデルナでは、ワクチン効果は15～30日目で96％、１８１日目以降で59％

（18％～79％）でした。また、異種混合でアストラゼネカ＋ｍＲＮＡワクチンスケジュールでは、15～30日目のワクチン効果は89％、１２１日目以降は66％（41％～80％）と、衰えがやや緩やかでした。一方、アストラゼネカのワクチン効果は、15～30日で68％であり、１２１日目以降は検出できませんでした（-19％［-98％～28％］）。

追跡期間中央値１２４日において、ワクチン接種者のコロナによる入院または死亡は２７７例（10万人日あたり０・23例）、ワクチン未接種者の入院または死亡は８２５例（10万人日あたり１・20例）でした。いずれかのワクチンを２回接種した場合のワクチン効果は、15～30日目で89％であり、１２１日目以降は64％（44％～77％）に減少しました。

この研究により、９ヶ月間の追跡期間中に、重症度を問わずコロナ感染に対するワクチンの有効性が徐々に低下していることが分かりました。メインコホートでは、最初の１ヶ月のワクチン効果は90％以上でしたが、その後すぐに漸減し始め、最終的に７ヶ月後にはワクチン効果は検出されなくなりました。ワクチンの有効性は、ワクチンのスケジュールや種類によって異なるものの、全てのサブグループで低下しました。また、全体として女性よりも男性、若年者よりも高齢者の方がワクチンの効果が低いことも分かりました。

この研究が示すように、コロナワクチンの効果は接種後から経時的に大きく減衰し、さらには人によってはマイナスにも転じます。日本ではコロナワクチンの大量接種が始まってから１年ほどになります。もう既にワクチンによる免疫が低下し、防御効果がマイナスになっている人も居られるでしょう。

単に効果が無くなるだけであれば、ワクチン接種者の感染防御効果はワクチン未接種者のものと同等になるはずです。しかし、ワクチン接種後8ヶ月以上が過ぎるとワクチンの有効性がマイナスへと転じ、むしろ接種者は未接種者よりも感染や重症化しやすくなるとの結果が出たのです。こうなると、まさにコロナワクチン接種はハイリスク・ノーリターンの行為でしょう。

（該当するブログ記事掲載 ２０２２年6月23日）

小児用のファイザーコロナワクチンの感染および重症化予防効果は低い

当初、ファイザー社のコロナワクチン有効率は95％という触れ込みでした。この数値を信頼してワクチンを接種された方も多いのではないでしょうか。そして現在も厚生労働省のｗｅｂサイトには当然のように、ファイザー社の新型コロナワクチンの「発症予防効果は16歳以上では約95％」と表記されています。

「ファイザー社の新型コロナワクチンについて」（厚生労働省ｗｅｂサイトより）

初回接種における臨床試験の結果、接種から一定の期間における発症予防効果は、16歳以上では約95％、12～15歳では１００％、5～11歳では90・7％、本ワクチンの接種で十分な免疫ができるのは、2回目の接種を受けてから7日程度経って以降とされています。これらの結果はオミクロン株が流行する前のものですが、12歳以上に使用するワクチンについては、オミクロン株に対しても、デルタ株と比較してその効果は低下するものの、発症予防効果などがあることが様々な研究の中で報告されています。5〜11歳に使用するワクチンについても、一定の入院予防効果が確認されています。

(https://www.mhlw.go.jp/stf/seisakunitsuite/bunya/vaccine_pfizer.html)

ワクチンの有効性に関しても、「2回のワクチンを接種したので、もうコロナにかからない！」「2回のワクチン接種を済ませたので、もう打たなくても良い！」と思われていた方も多かったと思います。日本でコロナワクチンの大量接種が始まったのは2021年ですが、1年前の今頃は医療従事者を含めた多くの方がそのような認識でした。さて、コロナワクチンの接種が進んだ現在、接種者がコロナに感染する話も当然のように耳にするようになりました。最近のLancet誌の論文について紹介した記事でもコロナワクチンの効果は接種後から経時的に大きく減衰し、さらにはマイナスに転じることも報告されました。

そして、日本ではついに5〜11歳へのコロナワクチン接種が2022年3月に開始されました。子供は本来コロナに感染しても、重症化すること自体が非常にまれです。そのような子供にそもそもコロナワクチンは必要なのでしょうか？　子供へのコロナワクチン接種は諸外国で先行していますので、そのデータが参考になるでしょう。
イタリアにおける5～11歳のコロナワクチンの大規模な後ろ向きコホート研究を紹介します。ファイザー社が主張する小児用のコロナワクチンの有効性は90・7％です。しかしながら、今回の研究によると実際のワクチン有効性はそれよりも大幅に低く、ピーク時ですら38・7％しかなく、その後は急速に低下し、ワクチン接種後2ヶ月もすると20％ほどしかありません。

「イタリアの5～11歳の小児におけるSARS-CoV-2感染および重症COVID-19に対するBNT162b2ワクチンの有効性：2022年1～4月の後ろ向き分析」

背景：BNT162b2（ファイザー・ビオンテック社）の小児用承認から4ヶ月以上経過した2022年4月13日までに、イタリアでは5～11歳の40％未満がCOVID-19のワクチンを接種していた。オミクロン変異型（B.1.1.529）に支配された現在の疫学的状況において、5～11歳の子供へのワクチン接種がどの程度有効かを推定することは、公衆衛生機関がワクチン接種方針と戦略を定める上で重要である。

方法：この後ろ向きの集団分析では、全国COVID-19サーベイランスシステムと全国ワクチン接種登録の連携により、SARS-CoV-2感染および入院または死亡に至った感染と定義される重症COVID-19に対するワクチン効果を評価した。感染症の既往診断のない5〜11歳のイタリアの全児童を対象とし、2022年1月17日から4月13日まで追跡調査を行った。ワクチン接種データに矛盾がある、調査開始日前にSARS-CoV-2感染と診断された、または居住地の自治体に関する情報がない子供はすべて解析から除外された。ワクチン未接種児を参照群として、部分接種（1回）児と完全接種（2回）児におけるワクチン効果を推定した。

所見：2022年4月13日までに、本調査の対象となった5〜11歳の子供296万5918人のうち、2回接種を受けたのは106万3035人（35・8%）、1回のみ接種を受けたのは13万4386人（4・5%）で、176万8497人（59・6%）は未接種であった。調査期間中、SARS-CoV-2感染症76万6756例、重症COVID-19 644例（入院627例、集中治療室への入院15例、死亡2例）が通知された。全体として、完全接種群のワクチン効果はSARS-CoV-2感染に対して29・4%（95%CI 28・5〜30・2）、重症COVID-19に対して41・1%（22・2〜55・4）、部分接種群のワクチン効果はSARS-CoV-2感染に対して27・4%（26・4-28・4）、重症COVID-19に対しては38・1%（20・9〜51・5）であった。感染に対するワクチン効果は、完全接種後0〜14日で38・7%（37・7〜39・7）にピークを示し、完全接種後43〜

84日で21・2％（19・7〜22・7）に減少した。

解説：イタリアの5〜11歳の小児に対するCOVID‐19のワクチン接種は、12歳以上と比較して、SARS‐CoV‐2感染および重症COVID‐19の予防効果が低いことが示された。現在の一次接種サイクルが終了すると、感染に対する有効性は低下するようである。

（Effectiveness of BNT162b2 vaccine against SARS-CoV-2 infection and severe COVID-19 in children aged 5–11 years in Italy: a retrospective analysis of January–April, 2022 Sacco et al. (2022) Lancet https://www.thelancet.com/journals/lancet/article/PIIS0140-6736(22)01185-0/fulltext）

イタリアでは、2021年12月16日に5〜11歳のCOVID‐19に対するワクチン接種キャンペーンが開始されました。この研究はイタリアの5〜11歳児を対象とした全国規模の後ろ向きコホート研究です。対象となるコロナワクチンはファイザーのワクチンのみです。ファイザーワクチン以外のコロナワクチンを接種した場合、研究開始日（2022年1月17日）前にコロナ感染と診断された場合、または居住地の情報がない場合は解析から除かれました。

この研究では、コロナ感染（無症状または有症状）および重症（28日以内に入院または死亡したSARS‐CoV‐2感染と定義）の発生率の2つの結果を測定しています。死亡や入院についてはコロナ感染が直接の原因となると考えられる場合のみが対象です。つまり、コロナ感染に関連しないようなワクチン後遺症や薬害による入院や死亡といった「ワクチン有効性のマイナス効果」は統計から排除されています。

研究期間の開始日は、最初の小児がファイザーコロナワクチンの2回接種を受けた日付（2022年1月17日）です。296万5918人の子供が試験に参加し、追跡期間中央値は71日でした。2022年4月13日時点で、2回接種を完了した子供は106万3035人（35・8%）、1回接種の子供は13万4386人（4・5%）、未接種の子供は176万8497人（59・6%）でした。

ここでのコロナ感染者数は76万6756人です。発症率はワクチン未接種群で最も高く（10万人日あたり426・9人［95%CI 425・8〜428・1］）、完全接種群で最も低かったです（10万人日あたり234・5人［233・2〜235・8］）。全体として644人の小児が重度のコロナを発症し、入院を必要としました（うち15人がICUに入院し、2人が死亡。2人ともワクチン未接種）。ただし、死亡した2人のうち1人は複数の先天性疾患と慢性疾患を併発していました。もう1人は健康状態が不明です。コロナの重症化率は、ワクチン未接種群で最も高く（10万人日あたり0〜6人）、完全接種群で最も低かったです（10万人日あたり0〜3人）。重症コロナの発生率に年齢勾配は見られず、5歳（10万人日あたり0・40人）と11歳（10万人日あたり0・41人）はほぼ同じでした。

この研究でも当然のようにコロナワクチン接種後2週間のいわゆる「魔の2週間」は「未接種」扱いになっています。接種から14日間の間には短期の副反応が集中します。また、この期間にはリンパ球が減少することが分かっており、これは一時的な免疫不全の原因ともなり得ます。単純に考えると、ワクチンを接種した人がこの期間のうちにコロナに感染すると「未接種者がコロナ感染」、亡くなると「未接種者が死亡」と扱われると取られても仕方ありません。この期間を除外することで、見せかけのコロナウイルス感染者数、他の感染症、重篤な副反応などを効率良く減少させることが出来るのです。

コロナ感染に対するワクチンの予防効果は、完全接種群（29・4％［95％CI 28・5～30・2］）は部分接種群（27・4％［26・4～28・4］）よりわずかに高かったくらいです。そして、重症化に対する効果も、完全接種群の41・1％（22・2～55・4）は部分接種群の38・1％（95％CI 20・9～51・5）よりもわずかに高い程度でした。コロナ感染に対するワクチン効果がピークに達したのは完全接種後0～14日。その後有効性は低下していきます。ピーク時のワクチン有効性でも38・7％（95％CI 37・7～39・7）程度、2回目の接種後43～84日目で21・2％（19・7～22・7）に減少しました（図表1-10）。

この研究は、5～11歳の小児を対象としたワクチン効果の調査としては、米国以外で行われたこれまでで最大のものであり、高い精度でコロナ感染や重症化に対するワクチンの有効性を推定しています。また、論文中では5～11歳の小児におけるワクチン効果に対する他の2つの

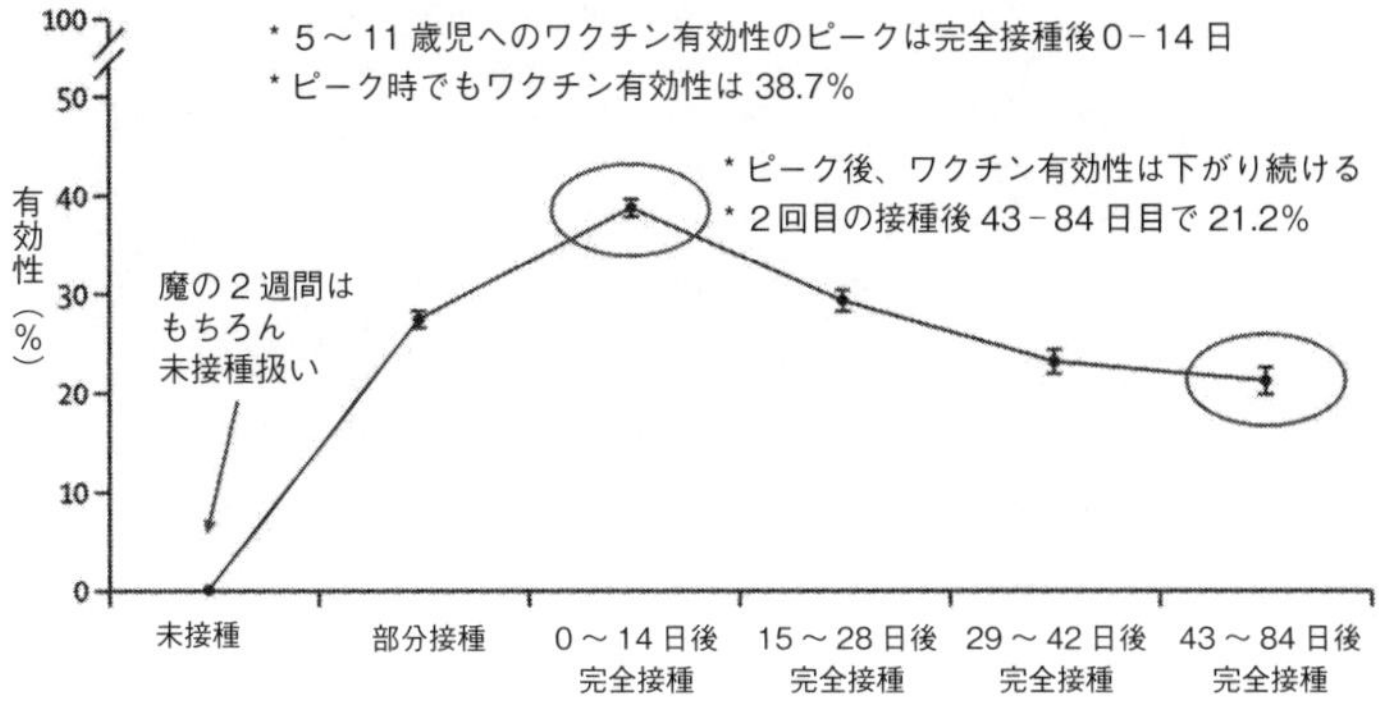
100
50
40
30
20
10
0
有効性（%）
＊5〜11歳児へのワクチン有効性のピークは完全接種後0－14日
＊ピーク時でもワクチン有効性は38.7%
＊ピーク後、ワクチン有効性は下がり続ける
＊2回目の接種後43－84日目で21.2%
魔の2週間は
もちろん
未接種扱い
未接種
部分接種
0〜14日後
完全接種
15〜28日後
完全接種
29〜42日後
完全接種
43〜84日後
完全接種

図表1−10　実験室で確認されたSARS-CoV-2感染に対するBNT162b2ワクチンの有効性

研究も紹介されています。2つの研究はいずれも米国で行われ、ワクチン未接種児を対照群として2回接種でワクチン効果を推定したものです。そのうち1つの研究では、2回目の接種から14~82日後のワクチン効果は31%と推定され、もう1つのプレプリント研究では、2回目の接種から0~13日後のワクチン効果は65%で、28~34日後には12%に減少すると報告されました。このように、子供用のコロナワクチンの有効性の低さの結果は他の研究でも同様です。

製薬会社が主張する小児に対するワクチン有効性の数値は90・7%。これに対し、今回の大規模コホート研究で判明した実際のワクチン有効性は、ピーク時ですら38・7%と大幅に低くなっています。また、5~11歳では成人と比較してワクチン有効性の低下がさらにはやいです。

繰り返しますが、子供はコロナ感染で重症化しにくいことが分かっています。そもそも子供はワクチン接種をしなくても重症化しにくいのですから、ワクチンの重症化予防効果が低くても当然ではないでしょうか。実際ワクチン2回接種後のほんの2週間程しかベストの有効性が得られず、しかもそれでせいぜい有効性は40％。接種後2ヶ月もすれば有効性はたったの20％ほど。子供は年齢が若い分これからの人生が長いです。コロナワクチンの重篤な後遺症は時には人生を奪うほどであり、命を落とす可能性すらあります。これほど短く低い有効性のためだけに子供達が命をかける値打ちは果たしてどれほどあるのでしょうか？

通常、治験には健康のリスクと引き換えに高額な謝礼が払われるものです。コロナワクチンに関しては謝礼も支払われない危険な実験に参加する人が何と多いことでしょうか。コロナワクチンの危険性はスパイクタンパクの毒性、遺伝子ワクチンの作用機序から容易に予測できるものです。徐々にコロナワクチンの効果の低さについてもデータが集まってきました。

（該当するブログ記事掲載　２０２２年７月18日）

コロナワクチン統計の問題点とインフォームド・コンセント

コロナワクチンにおける統計には実際数多くの問題点がありますが、ここで具体的に見ていきましょう。

スウェーデンのコホート研究の紹介で触れたように、ワクチンの有効性をコロナ感染者数とコロナ感染による入院、重症化で評価すると、ワクチン接種以後、有効性は徐々に減少し、

8ヶ月後にはマイナスに転じます。接種後の時間経過次第で、接種者は未接種者よりも感染しやすく、また重症化しやすくなるということです。しかも接種から最初の2週間は接種済みとは数えないという、いわゆる「魔の2週間」があります。接種から14日間の間には短期間の副反応が集中します。また、この期間にはリンパ球が減少することが分かっており、これは一時的な免疫不全の原因ともなり得ます。この期間を除外することで、見せかけのコロナウイルス感染者数、他の感染症、重篤な副反応などを効率良く減少させることが出来ます。そうなると、コロナワクチンの統計上での未接種とは一体何なのでしょうか。実際ワクチン接種から14日以内を未接種としたり、決まった回数のワクチンを接種していないと未接種と数えたりする国もあります。そもそもコロナワクチン未接種の定義を明示していない統計は信用に値しません。ワクチンを打った人を打ってないとカウントしている時点で、明らかな詐欺なのです。この2週間の間にコロナに罹患し死亡した方が未接種者のコロナ死としてカウントされるのならば、こんな出鱈目はありません。

さらに、PCR陽性をコロナ感染としているのもおかしな話です。例えば、潜伏感染状態のヘルペスウイルスは多くの人が持っていますが、ある癌患者でPCR検査によりヘルペスウイルスが検出されたとしましょう。では、ヘルペスウイルスが癌の原因と断定できるでしょうか？　そんなわけはありません。実際にヒトは皮膚や腸内におびただしい数の常在菌を持っていますし、潜伏感染ウイルスも細胞内やゲノム内にも潜んでいるかもしれません。1つのウイルスのみをターゲットにした検査をし、もしそのウイルスが検出されればそれだけが病気の原因とされる。実際にはこんな出鱈目なことが3年近くも続いているのです。仮にある人がコロナウイルスを保有しているとしても、それは活性のない死骸のウイルスかもしれません。例えば他の誰かのくしゃみで飛んできたウイルスの死骸が鼻の中に張り付いていただけかもしれません。綿棒検査をしてコロナウイルスのゲノムのかけらが見つかったところで、ウイルスが体内で大量に増殖した証拠にはならないのです。

p値についても少し触れておきます。p値とはある事象が偶然ではなく必然に起きていることを示すための数値であり、その事象が偶然に発生する確率がp値です。そして、「偶然ではなく必然」であると判断するための基準が「有意水準」です。慣例として有意水準には5%（p＝0・05）がよく用いられます。例えば、p値が0・05未満を基準にすると、「帰無仮説（統計学の仮説検定において、その当否が検定される仮説）が正しいという前提の下では、5%未満でしか起こりえない」ということを意味します。このように、ある事象が有意かどうかは有意水準の数値次第で変わってきます。こうした視点を無視して恣意的に決めた有意水準を超えるか否かで判断すると、確率の問題が「有意か否か」の極論になってしまいます。これが統計解釈における多くの問題の背景にあります。有意かどうかだけに焦点を当てるとオールオアナッシングのように見えたりもしますが、統計で検証される事象が正しいかどうかは別問題であり、本来確率の問題なのです。

２０２２年6月、厚生労働省がコロナワクチン統計の捏造改竄を行っていたことが発覚しました。彼らはワクチン接種歴が不明な人を未接種者にカウントしていました。データ修正後にはワクチン有効性が大幅に低下し、年代によっては未接種者よりもワクチン接種者の方がコロナに感染しやすいという統計になったのです。この件が暴露された結果、国は開き直り、今後はワクチン接種回数を公表しないと突如方針を変えました。統計の不正はこれだけではありません。厚生労働省は心筋炎の統計においても不当な操作をしていたことが分かっています。『世の中には3種類の嘘がある：嘘、大嘘、そして統計だ』(There are three kinds of lies: lies, damned lies, and statistics.)。まさにこの言葉を思い出します。

厚生労働省は国民の健康と命に関わる悪質な捏造を組織ぐるみで行っていたわけです。もし研究の現場で捏造が発覚すれば、捏造した研究者が関わった研究は過去に遡って事実かどうか疑われることになります。関係者は所属機関からは解雇され、研究助成金は没収または返還が要求されます。場合によっては所属機関が解体されることすらあります。厚生労働省がまずやらなければならないのは、①改竄されたデータを過去に遡って訂正する、②経緯を明らかにし、関係者全員を厳正に処分する、③関連する費用を全額没収または返還する、などでしょう。厚生労働省にはデータ改竄と捏造の経緯についての説明責任があります。

医薬品の安全性を検証する際に「理論的に危険」はあっても「理論的に安全」というのは本来あり得ません。また、人体の複雑さを考えれば、予想外の事態はいくらでも起こり得ます。

通常、ワクチンの開発には10年以上の時間かかります。多数の健康な人間に打つワクチンの長期の安全性をじゅうぶん確認する為には、本来それだけの時間が必要になるのです。

事実として、コロナワクチンは「前例の無い」タイプのワクチンです。そして、「有効性に関する予備的なデータしかない状態で公に実施された初めての事例」でもあるのです。現実的な有効性が分かってきたのはようやく最近になってからです。つまり、真の有効性が分からないままに接種が始まり、続けられているわけです。実際にワクチン接種を受ける人達が医療従事者から「正当な説明」を受ける事例はどれくらいあるのでしょうか？

「インフォームド・コンセント」とは、医師と患者との十分な情報を得た上での合意を意味する概念です。これは「説明、理解」そしてそれを条件にした「合意」のいずれも欠けないことが前提です。そして、説明の内容としては、対象となる行為の名称、内容、期待されている結果のみではなく、代替治療、副反応や成功率、費用、予後までも含んだ正確な情報が与えられることが望まれます。臨床試験や治験についてインフォームド・コンセントの必要性を勧告したヘルシンキ宣言は、ナチスドイツの人体実験への反省から生まれたニュルンベルク綱領がもとになっています。１９９７年の医療法改正によって、医療者は適切な説明を行い、医療を受ける者の理解を得るよう努力する義務が初めて明記されました。

コロナワクチン接種を受ける人にはワクチンの危険性や低い有効性についても知る権利があり、接種する医療従事者にはそれを伝える責任があります。さもなければ重篤なワクチン後遺症を自己責任だと言われて、一体誰が納得できるでしょうか。コロナワクチン接種については、ワクチンを接種する側も接種される側も、インフォームド・コンセントについて今一度深く考え直すべきだと私は考えます。

2章　コロナワクチンの免疫学

コロナワクチンによる免疫異常

コロナワクチンがどのように免疫系に干渉するかは『コロナワクチンが危険な理由』（2022年、花伝社）内でも触れましたが、今一度おさらいしていこうと思います。

さて、RNAやDNAコロナワクチンは、従来の伝統的なワクチンとは異なり、遺伝子ワクチンです。遺伝子ワクチンの仕組みでは遺伝子を体に注入して細胞内に導入し、細胞に抗原となる物質を作らせます。例えば、コロナワクチンはスパイクタンパクの遺伝子を使っており、まず細胞にスパイクタンパクを作らせ、免疫系はそれを利用してスパイクタンパクに対する抗体を産生します。この抗体はコロナウイルスに出会う以前に、まずコロナワクチンを受け取った自分の細胞を攻撃します（図表2−1）。抗体依存性自己攻撃（antibody-dependent auto-attack：ADAA）と呼ばれる現象です。これは遺伝子ワクチンの作用機序として、大規模接種が始まる前から予測されていました。

コロナワクチンを筋肉に注射したとしても、脂質ナノ粒子は筋肉のみに留まるわけではありません。血流に乗って運ばれ、肝臓、脾臓、卵巣、副腎などに蓄積します。他にも、神経、肺、心臓、脳などあらゆる場所に到達します。本来ワクチンが直接血管に入るリスクを避けるためには、ワクチン接種を行う際に注射器のシリンジを一度引いて血液が逆流してこないか確認することが必要です。しかし、コロナワクチン接種の際には、逆血確認は行われません。ワクチンが静脈に入った場合には、直接心臓に運ばれます。これでは異常が起こらないほうが不思議です。抗体依存性自己攻撃は自己免疫疾患と同じような作用機序です。ワクチンの成分を受け取った細胞を自分の免疫系が攻撃するわけです。

コロナワクチン大規模接種前から危惧されていた事項は他にもあります。例えば、抗体依存性感染増強（ＡＤＥ）です。抗体に包囲されたコロナウイルスはマクロファージに捕食されます。通常のウイルスならこれで終わりです。しかし、コロナウイルスは貪食に耐性があり、捕食した細胞内で増殖したり、サイトカイン放出を促進したり、捕食した細胞を不活性化したりします。免疫系を「トロイの木馬」として利用するわけです。つまり、抗コロナ抗体があるせいで、コロナウイルスは通常では感染しないはずの免疫細胞にも感染できるようになります。これがＡＤＥです。あ

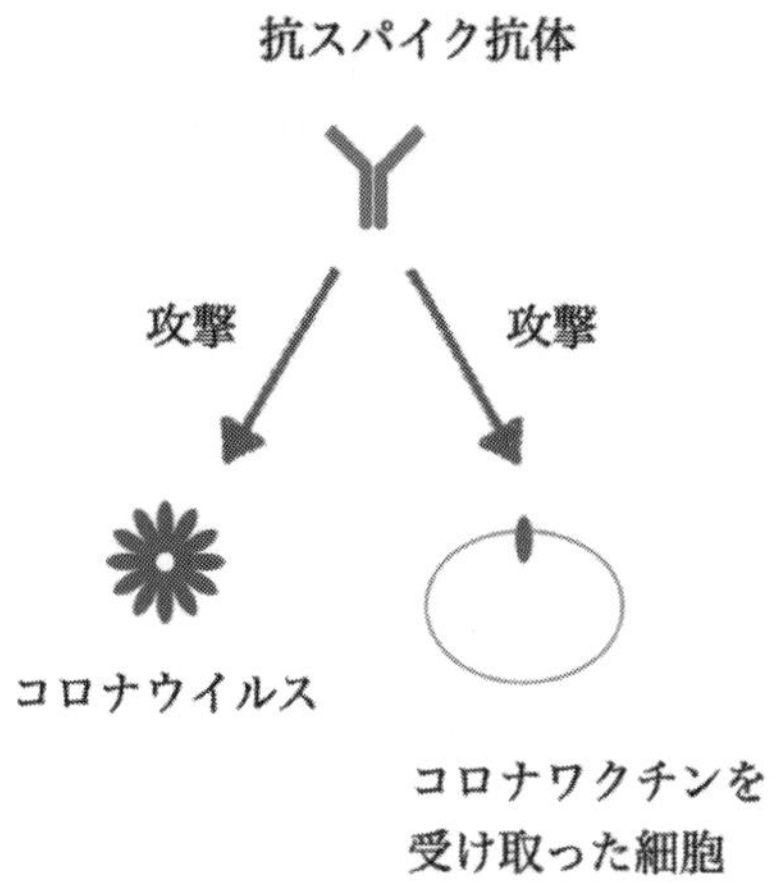

図表２−１　抗体依存性自己攻撃

るいは、コロナウイルスに対する抗体があると、抗体と複合体を作ったウイルスが免疫系を刺激し炎症系を暴走させることもあります（サイトカインストーム）。ＡＤＥが起こるとワクチン接種者の方がコロナウイルスにかかりやすくなり、さらには、感染時には症状が重症化する恐れがあります。

「コロナワクチンを接種された猫が死亡したという話はデマだ」とか「そもそも猫が実験動物に使われることはない」などと批判する人がいますが、これは正しくありません。

猫におけるコロナワクチンとＡＤＥの研究は、古くは１９９０年代から見られます。ワクシニアウイルスベクターを用いた遺伝子ワクチンによる実験です。ちなみにワクシニアウイルスは天然痘ウイルスと近縁で、「ワクチン」という言葉の語源にもなったウイルスです。

猫５匹ずつを２つのグループに分け、片方のグループのみにコロナワクチンを接種した実験です。この実験に用いられたワクチンは、初期の遺伝子ワクチンであり、ワクシニアウイルスゲノムにクローニングされたＦＩＰＶ（猫コロナウイルス）のスパイクタンパクです。対照群はスパイクタンパクの入ってないワクシニアウイルスです。それぞれ２回接種したのちにＦＩＰＶコロナウイルスを感染させています。コロナウイルス感染後、対照群は３匹が約１ヶ月で死亡しましたが、40％の猫（５匹中２匹）は４００日以上生存しました。それに対し、スパイクタンパクのワクチンを接種した猫はコロナウイルス感染後に５匹全員が感染後７～９日しか生きられませんでした。重症化であっという間に死亡してしまったのです。この研究については前巻でも紹介しました。

スパイクタンパクのワクチンが危険だということ自体は、研究者の間では数十年前から知られていたのです。

大規模接種前から予想されていたリスクには「抗原原罪」もあります。抗原原罪とは、すでに類似の抗体を持っている場合、変異株に対する新たな抗体を作らなくなってしまう現象です。これは既存の旧型兵器に固執して、新兵器の開発を中止してしまうようなものです。ADEとは別の作用機序で、ウイルスに対する抵抗力を弱めてしまうのです。コロナワクチン接種者がコロナに感染する事象をマスメディアは「ブレイクスルー感染」などと呼んでいます。これだと単にワクチンが効いていないだけですが、ADEや抗原原罪が起こるとコロナワクチン接種者の方が未接種者よりも感染しやすく、さらに重症化しやすくなります。ADEや抗原原罪はおそらく実際すでに広範囲で起こっていると考えられます。

獲得免疫と自然免疫

狭義の「免疫」という概念はB細胞（抗体産生細胞）、T細胞からなる獲得免疫を指します。より広い意味の免疫は、抗体やT細胞に頼らない、貪食細胞などによる免疫なども指します。これが自然免疫です。さらに広い意味では、細胞内に感染した病原体を迎撃する細胞内免疫も免疫の一種です。免疫系を備えているのは高等生物に限りません。広義の免疫は植物やバクテ

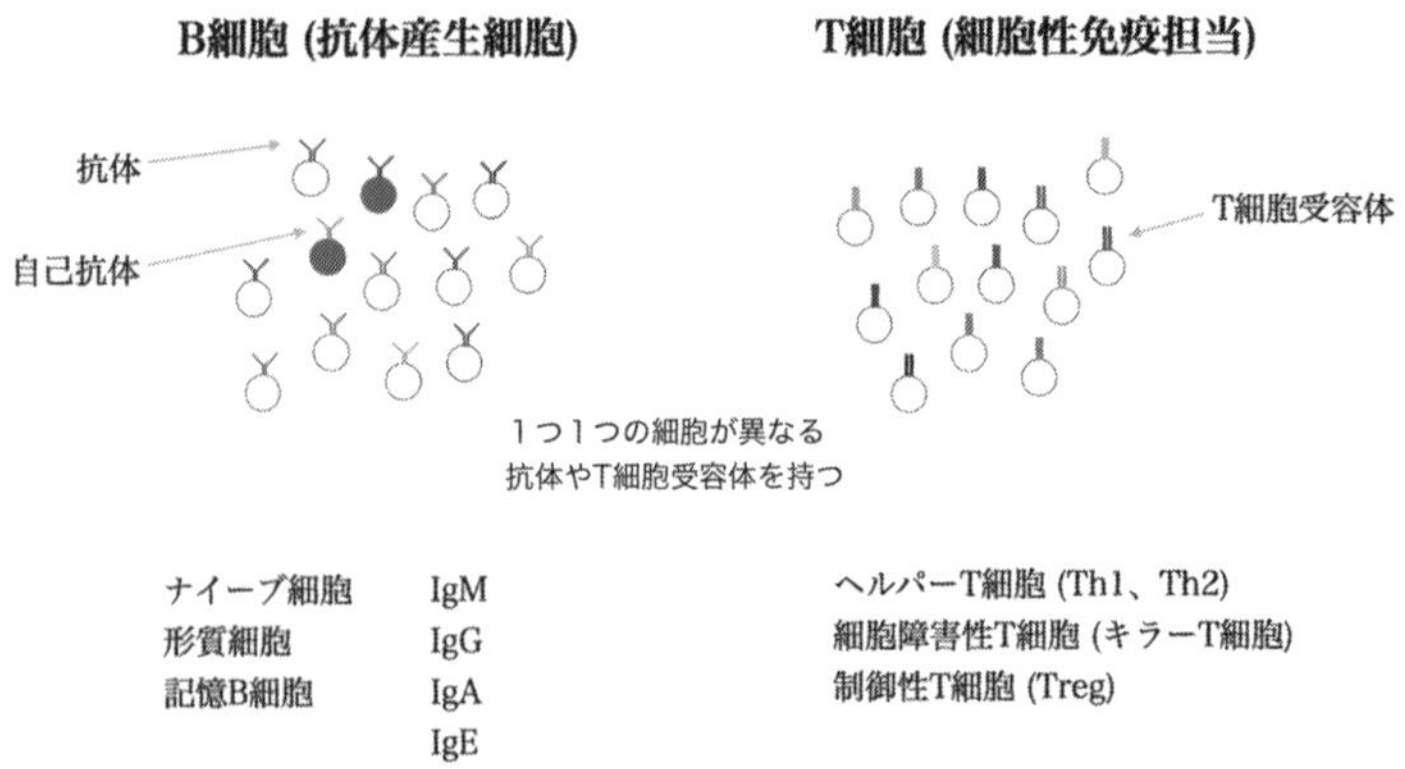

図表2－2　他の白血球とは異なり、B細胞、T細胞には個性がある

リアなどを含めてほとんどの生物が備えています。

自然免疫は innate immunity の意訳ですが、本来は生得的免疫とでも訳すべきものです。「生得的」の意味は、「生まれつき持っている」遺伝子で広い範囲の外敵を認識し、対処するという意味でもあります。自然免疫の受容体の主なものはＴｏｌｌ様受容体（ＴＬＲ）です。哺乳類のＴｏｌｌ様受容体は生物によって10～15種類ほどですが、それぞれがパターン認識により外界の「バクテリアっぽいもの」、「ウイルスっぽいもの」などに対応しています。長寿命の動物はとりわけ強い免疫系を持っていてもおかしくありませんが、２００年の寿命を持つウニのＴｏｌｌ様受容体は実に２００種類もあるのです。自然免疫を担当する細胞は単球、マクロファージ、好中球、好塩基球、好酸球、ナチュラルキラー（NK）細胞などです。この中でNK細胞は異常な自己細胞の除去を主な仕事としています。例えば、癌細胞などがNK細胞の標的です。NK細胞はリンパ球の一種です。

自然免疫とは異なり、獲得免疫は遺伝子組換えによって新たに「獲得」した遺伝子を用いて外敵に対処します。獲得免疫の第一の特徴はそれぞれの外敵に対応するオーダーメイドの新しい受容体を作るために遺伝子を再編成することです。これが抗体でありT細胞受容体です。獲得免疫の特徴は、遺伝子再編成、自己非自己の識別、そして記憶です。

B細胞、T細胞についてさらに詳しく見ていきましょう。B細胞はいくつかの手法で分類されます。まずは、ナイーブB細胞、メモリーB細胞、形質細胞といった区別があります。ナイーブB細胞はまだ抗原に出会ったことがないB細胞です。ナイーブB細胞は抗原に出会うと抗体を分泌する形質細胞に分化し、その後一部はメモリー細胞として眠りにつき、将来の有事に備えます。抗体にはIgM、IgD、IgG、IgA、IgEという生理活性の異なる5つのクラスがあります。T細胞はヘルパーT細胞（Th1、Th2）、キラーT細胞、制御性T細胞などに分類されます。しかし、こうした分類も実は極めておおざっぱなものなのです。実際のB細胞、T細胞の多様性はこんなものではなく、それぞれの細胞が一つ一つ違うのです（図表2-2）。B細胞もT細胞も、VDJ遺伝子組換えによって受容体を多様化します。それぞれのB細胞が別の抗体を持っており、それぞれのT細胞が、別のT細胞受容体を持っています。このように、それぞれのB細胞、T細胞は、違った物質に反応します。また、そうした抗体の中には、外敵を攻撃する有用なものだけではなく、自分を攻撃するような問題のある抗体も含まれます。

コロナワクチン接種後にリンパ球が減少することが報告されていますが、リンパ球のうち、具体的にどれが減少しているのでしょうか？　B細胞か、T細胞か？　もしT細胞だとして、それはキラーT細胞か、ヘルパーT細胞か？　ごく初歩的なことのようですが、この点についてはいまだ確定的な研究がなく、私も非常に気になっているのです。

ワクチンと自己免疫疾患

なぜワクチン接種後に自己免疫疾患を発症することがあるのでしょうか？　これにはB細胞、T細胞の根本的な仕組みが関わっています。これはワクチンには避けられない問題なのです。

例えば、ウイルスを認識する抗体を持つB細胞がウイルスに結合するとします。ウイルスはエンドサイトーシスでB細胞に飲み込まれ、その後ウイルス抗原は短いペプチドに分解され、B細胞表面のMHC（ヒトのMHCはHLAとも呼ばれます）上に提示されます。T細胞受容体はそのMHCとペプチドの複合体を認識します。

重要なポイントは、抗体が見ているものとT細胞受容体が見ているものは別物だということです。自己非自己の識別を担当するのはT細胞の役割なのですが、T細胞と抗体は抗原の中の別の部分を見ているのです。それにもかかわらず、T細胞は自分で確認した部分だけで判

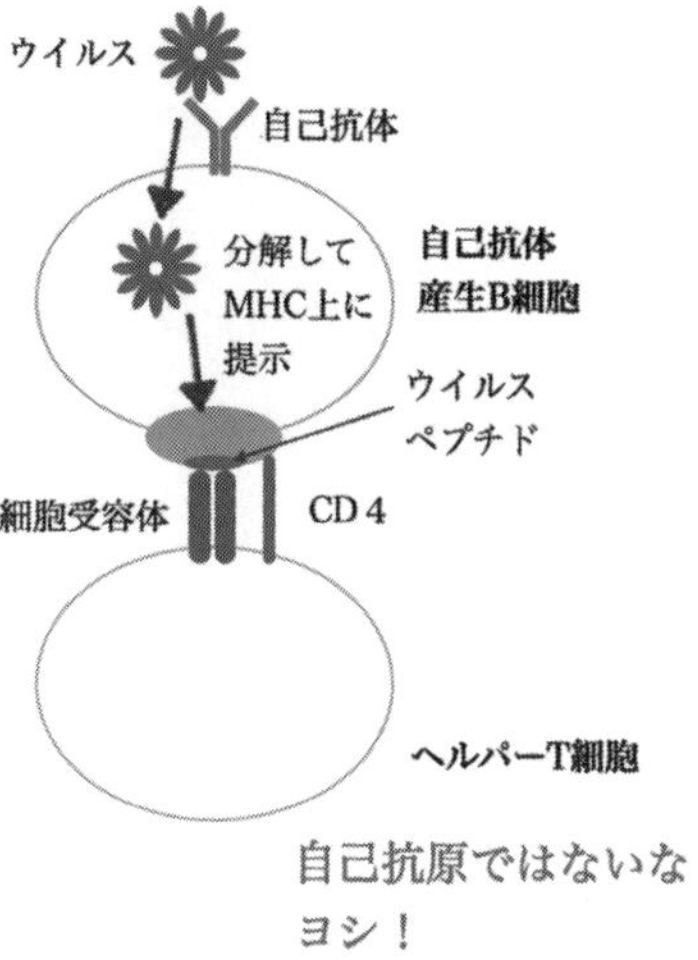

図表2-3　なぜワクチン接種後に自己免疫疾患を発症することがあるのか？

断し、「自分が知っている自己抗原ではない、ヨシ！」といい加減な安全確認を出してしまいます（図表2-3）。そうして抗体産生が開始されます。

自己非自己の識別はT細胞が行うものであり、B細胞自身には自己と非自己の区別がつきません。また、それぞれの抗体が認識できるのはウイルス抗原のほんの一部であり、通常5～8アミノ酸程度です。これを抗原決定基（エピトープ）といいます。ウイルス抗原のエピトープが偶然、自己抗原に類似していた場合、抗体はウイルスにも自己抗原にも反応するものとなります。こうして自己抗体を産生するようになると自己免疫疾患を発症します。

T細胞の抗原認識：自己非自己の識別と拒絶反応

拒絶反応は、移植された他人の臓器を免疫系が外敵と誤認し、攻撃する生体反応です。臓器移植を行う場合にはこの拒絶反応が大きな障害となります。獲得免疫の仕組みは病原菌や病原性ウイルスを見分けているわけではありません。自己と非自己を識別し、自己でないものが体内に侵入すると攻撃対象と見なします。例えば、白血病治療のために骨髄移植を行う際にはＨＬＡ（human leukocyte antigen：ヒト白血球型抗原）の型が一致するドナーが必要になります。

一般的に血液型というとＡ、Ｂ、Ｏ、ＡＢ型といった赤血球の型を指しますが、ＨＬＡ型は白血球の型を示しています。その型の種類は非常に多く、まずＡ座のＡ1、Ａ2…Ａ80、Ｂ座のＢ5、Ｂ7…Ｃ座の…ＤＲ座の…と続き、赤血球の型とは比較にならないほど膨大です。ＨＬＡの組み合わせは数万通りもあります。ＨＬＡはＴ細胞の抗原認識を決めるので、ＨＬＡの組み合わせは拒絶反応に直接関連します。患者とドナーでＨＬＡの型が異なると免疫系によって外敵と認識されるため、ドナー由来の臓器が免疫系の攻撃対象となるのです。臓器移植の際に適合するドナーを見つけるのが難しいのは、ＨＬＡ（＝ヒトのＭＨＣ）の種類が多く、しかもＨＬＡは一番個人差が大きい遺伝子群だからです。

ＨＬＡは発見された当初、白血球のみに存在すると考えられましたが、その後の研究で白血球以外の細胞にも存在し、主要組織適合性複合体（Major Histocompatibility Complex：ＭＨＣ）として知られるようになりました。ＭＨＣは他の脊椎動物にもあるのですが、ＨＬＡがヒトのＭＨＣに当たります。ＭＨＣの役目は、Ｔ細胞の抗原認識の補助です。Ｔ細胞受容体は標的を直接認識することはできません。Ｔ細胞が認識できる対象は細胞内で分解された標的物質の断片がＭＨＣ上に提示されたものです（図表2-4）。そして、Ｔ細胞が自己と非自己の識別を担当しています。Ｔ細胞は他人のＨＬＡ（ＭＨＣ）を非自己（外敵）と認識するので、ＨＬＡのタイプが合わない他者の臓器を攻撃してしまうために、拒絶反応が起こります。
抗原提示の種類には2種類あるのですが、これに関連してＭＨＣは大きく分けて2種類あり、クラスＩＭＨＣ、クラスⅡＭＨＣと呼ばれます。実は遺伝子ワクチンの仕組みは細胞障害性Ｔ細胞を誘導するのに適した方法なのです。

　クラスⅡＭＨＣは免疫系の抗原提示細胞が発現する分子です。樹状細胞、単球・マクロファージ、Ｂ細胞などが抗原提示細胞にあたります。抗原提示細胞の役割は、ウイルス、細菌などの病原菌を捕食し、その断片を細胞表面のクラスⅡＭＨＣ上に提示することによって、病原体の情報をヘルパーＴ細胞に伝えることです。ヘルパーＴ細胞は免疫系のレーダー役を担当する細胞で、Ｂ細胞、細胞障害性Ｔ細胞に攻撃許可を与える働きを持ちます。クラスⅡＭＨＣ上に提示される抗原は細胞外から取り込んだ抗原、つまり外因性抗原です。

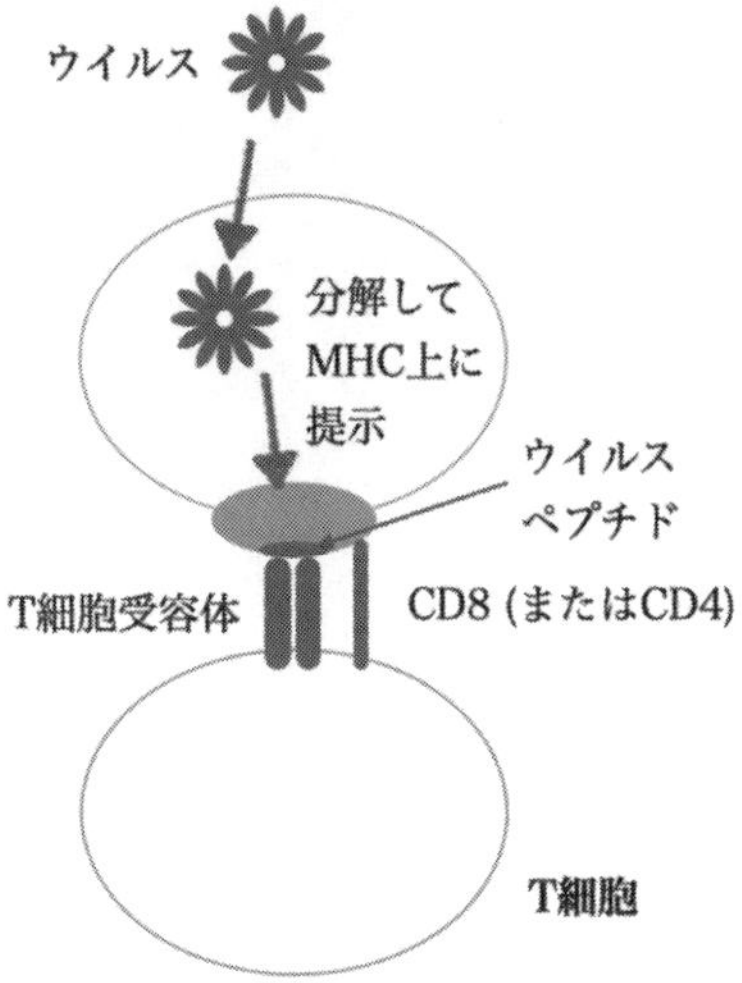

図表2−4　T細胞の抗原認識

　これに対してどの細胞もクラスＩＭＨＣを持っています。その理由は、どんな細胞でもウイルスなどに感染した場合、感染したという目印を細胞表面に晒す必要があることです。「俺はすでに病原体にやられてしまった、もうダメだ、感染を広げる前に俺を殺してくれ！」ということです。クラスＩＭＨＣ上にウイルス抗原を提示した細胞は、感染細胞と判断され、細胞障害性Ｔ細胞による駆除対象となります。クラスＩＭＨＣ上に提示されるのは、細胞内に侵入した細菌やウイルスのように、細胞内で産生されるタンパク、つまり内因性抗原です。

抗体が何に対して結合するか？　これは比較的簡単に調べられます。抗体には細胞膜結合型と分泌型の2種類があり、分泌型の抗体は物質として扱えます。抗体はタンパクなどの抗原に直接結合できますし、同一の抗体であれば抗原認識に個人差はありません。アレルギー検査用の抗体検査もこうした抗体の特性を応用したものです。

一方、Ｔ細胞受容体の抗原特異性を分析するのは、実は非常に難しいのです。Ｔ細胞受容体は細胞膜結合型だけであり、分泌型タンパクのようには容易に扱えません。また、Ｔ細胞受容体は抗原単独を認識せず、認識できるのはＭＨＣとペプチドの複合体です。ヒトのＭＨＣはＨＬＡとも言われますが、骨髄移植のＨＬＡ適合型が同じ人を見つけるのが難しいのと同じで、ＭＨＣには個人差が非常に大きいのです。同一のペプチドでも、ある人のＭＨＣ上には提示されて別の人には提示されないということもよくあります。

こうした理由から、Ｔ細胞の抗原特異性はなかなか解析されず、多くの場合手付かずのままです。Ｔｈ1とＴｈ2のバランスや制御性Ｔ細胞の増減が議論されることがありますが、実際に重要なのはそうしたT細胞が何を認識するのかなのです。遺伝子ワクチンの仕組みは細胞障害性T細胞を誘導するのに適しており、抗体依存性自己攻撃と並んでT細胞依存性自己攻撃も広く起こっている可能性があります。その一例を「コロナワクチンと肝炎（2）　T細胞依存性自己攻撃による新しいタイプの肝炎か」（96ページ）で紹介します。しかし、T細胞の抗原特異性解析が難しいために、T細胞依存性自己攻撃が明らかになる例は氷山の一角でしょう。

ヘルペスウイルスと自己免疫疾患

コロナワクチン接種後に帯状疱疹を発症する人が増えています。帯状疱疹の原因は潜伏感染しているヘルペスウイルスの再活性化ですが、ウイルスが再活性化するのはコロナワクチン接種によって一時的に免疫不全が起こるからではないかと考えられています。そして、ヘルペスウイルスも自己免疫疾患の原因となることが知られています。

ヘルペスウイルスの一種であるエプスタイン・バール・ウイルス（EBV）は自己免疫疾患を引き起こします。EBVによる自己免疫疾患は多様で、多発性硬化症、リウマチ、シェーグレン症候群、強皮症、クローン病などがあります。では、なぜEBVが自己免疫疾患を起こすのか？　EBVはB細胞に感染できるウイルスですが、それが厄介なのです。抗原で活性化されたB細胞は、基本的に短命です。しかしB細胞に感染したヘルペスウイルスは、その宿主細胞がすぐ死んでしまっては困るので、T細胞からの刺激を模倣してB細胞をトランスフォーム

（不死化）します。不死化したB細胞はクラススイッチを起こし、抗体を作り始めます。ウイルスはランダムにB細胞に感染するので、どんな抗体ができるのか分かりません。無害な抗体なら問題ないかもしれませんが、自己抗体を作るようになると自己免疫疾患を発症します。

「自己免疫疾患」というカテゴリーに分類されている病気はたくさんありますが、それでも分かりやすい疾患だけが分類されているのです。おそらく病名が付いてない自己免疫疾患の種類は、100や200では済まないはずです。人間の持っている遺伝子の数は約2万。そのどれもが自己抗原になり得ます。そうした自己抗原に結合する抗体によっては、タンパクを不活性化する場合もあれば、逆に活性化する場合もあります。その結果、何が起こるか分かりません。たとえば、拒食症や過食症も自己免疫疾患によって発症する可能性があります。たとえばレプチン（食欲に関するホルモン）やその受容体に対する抗体ができれば、食欲の制御に異常が生じるはずです。同様に考えて、心の病気さえも自己免疫疾患で起こり得ます。

コロナワクチンと免疫抑制

コロナワクチンは接種後徐々に有効性が減少し、時間経過の後にコロナワクチン接種者の方が未接種者よりもコロナ感染に脆弱になります。ワクチン接種後に免疫不全が起きている可能性が指摘されています（Vaccine Acquired Immune Deficiency Syndrome：VAIDS）。エイズ（Acquired Immune Deficiency Syndrome：AIDS）とは後天性免疫不全症候群のことです。ヒト免疫不全ウイルス（ＨＩＶ）が免疫不全を起こす作用機序では、ＨＩＶがＣＤ４陽性細胞、つまりヘルパーＴ細胞に感染し、最終的にヘルパーＴ細胞を枯渇させます。ヘルパーＴ細胞は獲得免疫の司令塔です。Ｂ細胞、キラーＴ細胞が攻撃を開始するためにはヘルパーＴ細胞の許可が必要で、ヘルパーＴ細胞がなくなれば獲得免疫の攻撃システムは沈黙します。では、コロナワクチンが免疫を抑制するのが事実だった場合、その作用機序にはどういう可能性があるでしょうか。

コロナワクチン接種者では制御性Ｔ細胞が増加しているという研究があります。制御性Ｔ細胞は免疫を抑制するＴ細胞です。この事実をどう解釈すべきでしょうか？　一見異常なことに見えますが、免疫系の暴走が起こっていてそれを鎮めるために特定の制御性Ｔ細胞だけが増えているとすれば、むしろ正常な反応なのかもしれません。コロナワクチン接種者ではＩｇＧ４抗体が増加しているという研究も発表されました。ＩｇＧ４抗体は炎症反応を刺激する作用が弱いのです。なるほど確かに、この抗体価の上昇だけを見れば奇妙ですが、これは抗体依存性自己攻撃をもっと穏やかな反応に置き換えようとする反応なのかもしれません。Ｔ細胞や抗体の最大の特徴は抗原特異性であり、そうしたＴ細胞や抗体がどの抗原を認識するのかが鍵となります。ワクチン接種者で増加している制御性Ｔ細胞やＩｇＧ４抗体の抗原特異性を解析することで、こうしたものが免疫抑制に働いているのか、あるいは免疫系の異常を元に戻そうとする働きなのかといった生理的な意味がわかってくるでしょう。

免疫が健全に働いている場合の特徴として、「増えた後に減る」という現象があります。B細胞においてはその作用機序がよく知られています。B細胞表面の抗体に抗原が結合すると、抗原によって抗体と抗体が架橋されます。こうしてB細胞が抗原刺激を受けると、2種類の正反対の反応が起こります。ひとつはB細胞活性化の刺激、もうひとつは細胞死の刺激です。活性化して抗体を産生するようになったB細胞はしばらくすると死んでしまうのです。ではそれは何故でしょうか？　有事である戦争中には兵隊は大事な戦力であり、増やす必要があります。しかし戦争が終われば、過大な軍隊はむしろ重荷となります。そのため、抗体を一度増やした後にはそれを鎮めるような反応が起こります。あまりにも強く活性化された免疫系には揺り戻しが起こるのです。コロナワクチンは接種後短期間で極度に抗体価を上昇させます。こうしたコロナワクチンによる強い免疫刺激が免疫担当細胞を枯渇させる可能性があります。そしてこの状態が短期間で終わらなければ、そのまま免疫抑制状態が継続することとなるでしょう。これも考えられるVAIDSの作用機序の一つです。

もうひとつ、念頭に置かないといけないことがあります。ワクチンに免疫不全を起こす成分が入ってはいないか？　ということです。臓器移植の際の拒絶反応を防ぐためには免疫抑制剤が使われますが、免疫抑制を起こす物質やその作用機序については未知のものもあるでしょう。

免疫抑制は免疫不全に繋がります。では、免疫不全はどのような病気を引き起こすでしょうか？　まず予想されるのは、感染症全般の増加です。免疫というのは生命力そのものです。例えば、私達が腸内細菌や皮膚常在菌と共生関係を築いたり、外界の菌やウイルスをやり過ごせているのは免疫のおかげです。コロナワクチン接種後の帯状疱疹の発症が多く報告されていま す。一度帯状疱疹にかかると、症状が治まった後も、帯状疱疹を起こすヘルペスウイルスが体から消えるわけではありません。通常時はヘルペスウイルスは神経節に潜んでいますが、免疫系の働きでウイルスの活性化が抑制されているのです。帯状疱疹の増加は免疫不全の状況証拠でもあります。

現場の臨床医の方達からはコロナワクチン接種者の癌の増加についても聞いています。健常者の体内においても毎日癌細胞は出現しますが、免疫系がその都度癌細胞を排除しています。しかし、コロナワクチン接種後に胚中心由来の癌が急激に悪化したとの論文も発表されています。私のブログ記事のコメント欄では心臓の癌を発症したという投稿もありました。心臓癌は本来非常に稀なのですが、それは心臓を構成する心筋細胞が増殖しない細胞だからです。もともと増殖しやすい細胞は癌になる余地がありますが、増えない細胞は癌になりにくいはずなのです。コロナワクチン接種後にはそうした細胞さえも癌化する可能性があります。また、コロナワクチン接種後にリンパ球が減少することが報告されています。NK細胞は異常な自己細胞を除去するリンパ球ですので、NK細胞が減少するならば癌の増加が予測されます。どの種類のリンパ球が減少しているのかは詳細な血液検査でわかるでしょう。そうした解析がコロナワクチン接種後の免疫不全の機序を理解するために必要です。

感染症に対する防衛システムが免疫系であり、また、感染症以外にも免疫系は様々な病気と関連します。免疫系は癌の抑制にも働きますし、免疫系の制御の異常により自己を攻撃する病気（自己免疫疾患）もたくさんあります。人間の病気の半分以上は免疫系と何らかの関係があるのではないでしょうか。獲得免疫の主役のB細胞、T細胞は体内に百万種類以上存在し、細胞ごとに異なる抗体やT細胞受容体を持っています。細胞ごとに異なる特徴を持つB細胞、T細胞が異なった病気の対処に当たっており、それが免疫系の繊細さでもあります。免疫系を自由に制御できれば、感染症や癌、自己免疫疾患などの病気の根本治療にも活用できるでしょう。言い換えれば、免疫系を制御することは非常に難しく、免疫系を自由にコントロールすることは免疫学者の夢でもあるのです。そしてコロナワクチンは免疫系に強く干渉するものであり、ワクチンの副反応で一度破綻した免疫系を制御することは簡単ではないでしょう。

3章　コロナワクチンと自己免疫疾患

コロナワクチンによる血栓性血小板減少症と播種性血管内凝固症候群

アストラゼネカのDNAコロナワクチンはスパイクタンパクをコードするアデノウイルスベクターによるものです。2021年2月末頃からアストラゼネカのコロナワクチン接種後に血小板減少症を伴う異常血栓事象が報告されるようになりました。

ワクチン接種後の塞栓および血栓事象は「ワクチン誘発性免疫性血小板減少症（Vaccine-induced Immune Thrombotic Thrombocytopenia：VITT）」と呼ばれます。アストラゼネカ（またはジョンソン・エンド・ジョンソン）のコロナワクチンを接種した人に観察される、まれな種類の血液凝固症候群です。VITTは「播種性血管内凝固症候群（disseminated intravascular coagulation：DIC）」を伴うことがあります。

DICは、本来出血箇所のみで生じるべき血液凝固反応が全身の血管内で無秩序に起こる症候群です。凝固活性化により微小血栓が多発し、進行すると様々な臓器に障害をきたします。さらに、凝固因子や血小板が使い果たされるため出血症状が見られます。凝固活性化とともに線溶活性化（血栓を溶かそうとする生体の反応）も起こります。治療が遅れれば最悪死に至ることもあります。感染症によって起こる敗血症はエンドトキシンやサイトカインの作用によって免疫系を暴走させ、ＤＩＣを起こすことが知られています。また、コロナウイルス感染重症化によってもＤＩＣが起こることがあります。

「ChAdOx1 nCov-19 ワクチン接種後の血栓性血小板減少症について」

背景：重症急性呼吸器症候群コロナウイルス2型（ＳＡＲＳ－ＣｏＶ－2）のスパイクタンパク抗原をコードする組換えアデノウイルスベクター（ChAdOx1 nCov-19、アストラゼネカ）のワクチン接種後に、異常血栓事象および血小板減少症を発症した例が複数報告されている。この異常な血液凝固障害の病態についてより多くのデータが必要であった。

方法：ドイツおよびオーストリアにおいて ChAdOx1 nCov-19 ワクチン接種後に血栓症または血小板減少症を発症した患者11名の臨床的および検査的特徴を評価した。血小板第4因子（ＰＦ4）－ヘパリン抗体の検出には標準的な酵素結合免疫吸着法を、血小板活性化抗体の検出には改良型（ＰＦ4強調）血小板活性化試験を様々な反応条件下で使用した。この検査にはワクチン関連血栓事象の調査のために血液サンプルが紹介された患者のサンプルが含まれており、28名がＰＦ4－ヘパリン免疫測定法によるスクリーニングで陽性となった。

結果：11人の患者のうち9人は女性で、年齢の中央値は36歳（22歳から49歳）であった。ワクチン接種後5日から16日目に1つ以上の血栓事象を呈したが、致命的な頭蓋内出血を呈した1名を除いてはワクチン接種後2日目以降も血栓事象は認められなかった。血栓症の内訳は、脳静脈血栓症9例、脾静脈血栓症3例、肺塞栓症3例、その他の血栓症4例で、うち6例は死亡した。播種性血管内凝固症候群は5例であった。発症前にヘパリンを投与された患者はいなかった。PF4-ヘパリンに対する抗体が陽性であった28名の患者全員は、ヘパリンとは無関係にPF4存在下で血小板活性化アッセイで陽性となった。血小板活性化は、高濃度のヘパリン、Fc受容体遮断モノクローナル抗体、免疫グロブリン（10mg／mL）により抑制された。2名の患者においてPF4またはPF4-ヘパリンアフィニティー精製抗体を用いた追加試験により、PF4依存性の血小板活性化が確認された。

結論：ChAdOx1 nCov-19のワクチン接種により、PF4に対する血小板活性化抗体を介した免疫性血小板減少症がまれに発症し、臨床的には自己免疫性ヘパリン起因の血小板減少症に類似していることがある。

(Thrombotic Thrombocytopenia after ChAdOx1 nCov-19 Vaccination Greinacher et al. (2021) NEJM https://pubmed.ncbi.nlm.nih.gov/33835769/)

VITTの初発症例は49歳の医療従事者です。アストラゼネカコロナワクチンを接種後、5

日目から、悪寒、発熱、吐き気、心窩部不快感を訴え、10日目に地元の病院に入院しました。血小板数は1万8000–3万7000／㎣に低下（基準値：15万–35万）。D–ダイマーは35–142㎎／Lに上昇（基準値：0・5未満）（図表3–1）。門脈血栓症が脾静脈と上部腸間膜静脈に進行し、さらに副腎皮質下大動脈と両腸骨動脈に小さな血栓が確認されました。11日目に亡くなり、剖検で脳静脈血栓症が発見されました。

2021年3月15日までに、臨床データが入手可能な追加10名の患者がアストラゼネカコロナワクチン接種後5～16日目から1つまたは複数の血栓性合併症を発症したことが判明しました。初回解析の11名全員に中等度から重度の血小板減少症と異常な血栓症、特に脳静脈血栓症や脾静脈血栓症が見られました。

血栓症は脳静脈血栓症（9例）、脾静脈血栓症（3例）、肺塞栓症（3例）、その他の血栓（4例）で、10例中5例に複数の血栓症が発生しました。番号11の患者の脳出血は致命的なものでした。患者の年齢中央値は36歳（範囲：22歳～49歳）、11例中9例が女性です。すべての患者が血小板減少症を併発していました（9000～10万7000）（基準値：15万–35万）。また、D–ダイマー値の大幅な上昇（10・0㎎／L以上）（基準値：0・5未満）と国際標準化比率、部分トロンボプラスチン時間（血液凝固能検査のひとつ）、フィブリノゲン値の1つ以上の異常から、5名の患者にDICの証拠が見つかりました。

臨床検査分析	基準値	10日目		11日目		
		8:00 a.m.	8:00 p.m.	8:00 a.m.	8:00 p.m.	
ヘモグロビン	12.0–16.0	12.3	11.3	10.9	9.1	
血小板数	150,000–350,000	18,000	37,000	25,000	13,000	血小板減少
白血球	4000–10,000	6,600	7,100	10,900	15,500	
活性化部分トロンボプラスチン時間	<35	34	41.6	37.9	32.3	
国際標準化比率	0.9–1.1	1.4	1.3	1.2	1.3	
トロンビン時間	<21	NA	25.7	NA	23.7	
フィブリノゲン	200–400	NA	101	126	78	
D-ダイマー	<0.5	35	142	NA	NA	D-ダイマー上昇
アスパラギン酸アミノトランスフェラーゼ	<35	33	88	160	98	
アラニンアミノトランスフェラーゼ	<35	46	94	167	155	
γ-グルタミルアミノトランスフェラーゼ	<40	141	110	103	78	
乳酸デヒドロゲナーゼ	<250	NA	337	NA	344	
C反応性蛋白	<0.5	8.8	7.6	8.7	6.8	
乳酸	<1.6	0.9	NA	1.7	3.6	

NAは診断されていない事を示します

図表3-1　初発症例患者の臨床検査の特徴

D-ダイマーはフィブリンがプラスミンによって分解される際の生成物です。血液検査において血栓症の判定に用いられます。D-ダイマー値はDICを示す臨床検査時に用いられ、心房細動に伴う心房内血栓や大動脈解離、深部静脈血栓症の検査などでも有用とされています。

PF4依存性血小板活性化アッセイでわかったのは、上記の患者は血小板活性化を増強する自己抗体を持っていたということです。PF4は「血小板第4因子」です。

アストラゼネカコロナワクチン接種後に発生する血小板減少症や異常部位での血栓性合併症という臨床像は、ヘパリン起因性血小板減少症（HIT）に類似しています。しかし、通常のヘパリン起因性血小板減少とは異なり、これらのワクチン接種患者はヘパリンを投与されていないのです。筆者らはヘパリン起因性血小板減少症との混同を避けるため、この新しい病名をワクチン起因性免疫性血小板減少症（VITT）と名付けることを提案しました。

要約すると、「ワクチン誘発性免疫性血小板減少症（VITT）」の作用機序はアストラゼネカのコロナワクチンとの交差反応により血小板に対する自己抗体ができ、自己免疫反応による血小板凝集が血栓の原因になる一方、血小板が使い果たされるために血小板減少が起きるということです。

VITTの原因は血小板に対する自己抗体による自己免疫疾患と考えられます。しかもヘパリン依存性のHITとは異なり、ヘパリンが無くとも血小板を活性化し血栓を作る、より悪性度の高い自己抗体と言えます。自己免疫病は発症までに時間がかかる場合も多いです。ワクチンによる副反応として血小板を認識する自己抗体が形成され、それがマイナーなメモリーB細胞となり、何かの抗原刺激がきっかけとなって拡大される可能性もあります。その抗原刺激はワクチン接種から時間が経過してからのコロナウイルス感染かもしれません。

ＶＩＴＴの患者では複数箇所の血栓が見られますが、その中にＤＩＣを伴う場合もあります。実際、論文内では11名のＶＩＴＴ患者のうち５名にＤＩＣが見られました。ＤＩＣもアストラゼネカのＤＮＡコロナワクチン接種の副反応として報告されていますが、コロナ感染重症化によっても起こります。この２つに共通する毒性はスパイクタンパクです。スパイクタンパクは血管毒性を持ち、血栓の原因となります。アストラゼネカのコロナワクチンは血栓を起こす懸念があるとされたため、ファイザーなどのコロナワクチンが主流になった経緯があります。しかし実際にはファイザーのコロナワクチンも血栓を起こします。ＲＮＡコロナワクチン接種を受けた人がＤＩＣを発症することがありますが、そのほとんどがワクチンとの因果関係は不明と処理されています。

健康な若い人はそもそも滅多にコロナウイルス感染では重症化しません。ワクチン接種者はコロナウイルスに感染するとＡＤＥにより重症化する可能性があります。さらに、抗原原罪の作用機序によりコロナウイルス変異株に対しては新たな特異的な抗体を産生できず、これも重症化に繋がり得ます。もう一つ、自己抗体を生むメモリーB細胞の活性化により、自己免疫疾患の発症や暴走に繋がり、それも重症化の原因となり得ます。

ワクチン接種者がコロナウイルス感染で重症化しＤＩＣで亡くなった場合、コロナワクチン接種によるＡＤＥもしくは抗原原罪が重症化に繋がったか、あるいはコロナワクチン接種による自己免疫疾患が後にＤＩＣを発症させた可能性を考える必要があるでしょう。

（該当するブログ記事掲載　２０２２年3月13日）

コロナワクチンと眼の障害

コロナワクチン接種後の眼の異常が報告されています。眼は光を感じるための神経系のセンサーであり、構成するパーツは多岐に渡ります。眼球、網膜、角膜、ぶどう膜、神経系、血管など様々な要素が眼のトラブルに関わります。

ング（注釈：筆者の名前）らは、コロナワクチン接種後の眼の有害事象についての総説論文を発表しました。ングらの総説論文は、コロナワクチン接種に関連する眼科的所見を報告した論文合計23報から、顔面神経麻痺（ベル麻痺）、外転神経麻痺、ＡＭＮ、上眼静脈血栓症、角膜移植片拒絶反応、ぶどう膜炎、中心性漿液性脈絡網膜症、ＶＫＨ再活性化、バセドウ病の発症など74名の合併症を総括したものです。これまでにコロナワクチン接種後の眼部の副反応について、ケースレポートとしての論文は多数発表されています。

一言で眼の異常と言っても、実際には血管、神経系、免疫系のトラブルが複雑に絡み合っています。

「COVID-19ワクチン接種後の眼の有害事象について」

目的：COVID-19のパンデミックにより、新しいワクチンの開発がかつてないスピードで進んでいる。また、ワクチン接種の普及に伴い、COVID-19ワクチン接種後の眼科的副作用の報告が相次いでいる。本総説では、COVID-19ワクチン接種に関連すると考えられる眼科的副作用をまとめ、その臨床的特徴および対処法について考察する。

方法：ナラティブ文献レビュー

結果：COVID-19ワクチン接種による眼の副作用には、顔面神経麻痺、外転神経麻痺、急性黄斑神経網膜症、中心性漿液性網膜症、血栓症、ぶどう膜炎、多発生白点症候群、フォークト・小柳・原田病再活性化、新規発症のバセドウ病がある。現在の文献では、主に後ろ向き症例シリーズや単独の症例報告であり、これらは本質的に関連性や因果関係を立証するには弱いものである。しかし、報告された症例はCOVID-19の眼症状そのものであり、COVID-19の眼症状との類似性を示している。したがってCOVID-19ワクチン接種後の眼の副作用の発症には、COVID-19ワクチン接種に対する人体の免疫反応が関与している可能性があると考えられる。

結語：眼科医および一般医は、COVID-19ワクチン接種後に稀ではあるが起こり得る眼科的副作用に注意する必要がある。

以下は論文中で報告されているコロナワクチン接種後の眼および眼部の障害の様々な例です。

顔面神経麻痺

ファイザー・ビオンテック（BNT162b2）およびモデルナ（mRNA-1273）のワクチン試験において、ワクチン接種後のベル麻痺の発生率が、それぞれの試験でプラセボ群と比較してアンバランスであることが示唆されている。複合データにおける36万901人のワクチン群参加者のうち、ベル麻痺は7例であったのに対し、プラセボ群参加者のベル麻痺は1例であった。

顔面神経麻痺は顔の筋肉を動かす神経に麻痺が起きる病気です。顔面神経麻痺が起こると、まぶたを閉じられなくなることがあります。このため、眼の乾燥を防ぐ必要があるのですが、これを怠ると角膜上皮障害によって視力障害をきたします。顔面神経の経路は長く、比較的入り組んでいるため、顔面神経麻痺を引き起こす原因は数多くあります。顔面神経麻痺の中で最も一般的なのはベル麻痺ですが、ベル麻痺には単純ヘルペスウイルス感染との関連が指摘されています。

外転神経麻痺

健康な59歳女性が、BNT162b2ワクチン接種2日後の発熱に伴い、孤立性外転神経麻痺を呈した。麻痺の持続性に関する詳細は報告されていない。細隙灯、眼底検査、脳と眼窩の非造影磁気共鳴画像（ＭＲＩ）には異常がなかった。

外転神経麻痺は、眼球を外転させるために外側直筋の収縮を引き起こす役割を持つ外転神経の機能障害に関連する疾患です。眼球が外転できないことにより収束性斜視または内斜視になり、その主症状として二つの画像が並んで見える複視となります。血管障害が原因となることがあります。

急性黄斑神経網膜症（Acute Macular Neuroretinopathy：ＡＭＮ）

ＡＭＮは黄斑部の赤褐色の楔状病変を特徴とするまれな疾患で、その先端はしばしば窩洞に向けられる。発症時には、しばしば傍中心性暗点と軽度視力低下を伴う。４件の研究でＡＭＮの症例が報告されている。患者はすべて女性で、ChAdOx1 nCoV-19ワクチンの接種を受けていた。全員が経口避妊薬（ＯＣＰ）を服用しており、初回接種の２日後に症状を呈した。３人は発熱を、１人は失神の前にインフルエンザ様症状を訴えた。光干渉断層計（ＯＣＴ）では、楕円帯の崩壊とともに、外核層と叢生層の高反射が見られた。また、ＯＣＴ血管造影では毛細血管の脱落がわずかに認められた。

黄斑変性症は眼の網膜の黄斑部が変性する疾患の総称です。網膜の深部毛細血管叢における微小血管の異常が仮説として考えられています。稀な網膜疾患であり、その病態生理は不明です。

中心性漿液性脈絡網膜症

33歳の男性が、BNT162b2の初回投与から69時間後に目のかすみと変視を呈し、中心性漿液性脈絡網膜症と診断された。拡張眼底検査では、小窩裂溝反射の消失と出血を伴わない黄斑の腫脹が確認された。ＯＣＴを施行したところ、神経網膜の黄斑漿液性剥離を認め、ＯＣＴアンギオグラフィーでは漿液性網膜剥離の領域で絨毛膜の流れ信号が全体的に減衰していることが確認された。眼底フルオレセイン血管造影では点状漏出が認められた。患者はスピロノラクトンを処方され、すべての症状は最終的に経過観察で消失した。

中心性漿液性脈絡網膜症は網膜の黄斑部に限局性滲出性網膜剥離を起こす疾患です。30歳前後の男性の片眼に好発します。臨床症状として比較中心暗点、変視症、小視症などがあります。

ストレスなどが発症の修飾因子です。

眼静脈血栓症

ワクチン接種後の血栓症については、アデノウイルスベクターワクチン ChAdOx1nCoV-19およびAd26.COV2投与後にワクチン接種後の免疫性血小板減少症や脳静脈洞血栓症（CVST）が稀に発生することが報告されている。解剖学的に、COVID-19ワクチン接種後のCVSTは、ほぼすべての硬膜静脈洞で発生すると報告されており、患者の大半は女性である。

アストラゼネカのDNAワクチンを接種した29歳女性では血小板減少、D-ダイマーの高値を示し、抗体スクリーニングでヘパリン／血小板第4因子複合体に対する抗体が高値で検出されました。この場合、ワクチン誘発性免疫性血小板減少症（Vaccine-induced Immune Thrombotic Thrombocytopenia：VITT）による血栓が眼の静脈で起こったと考えられます。

角膜グラフト拒絶反応

フィラクトウらは、デスメ膜内皮角膜移植術（DMEK）後の移植片拒絶反応の2例を報告し、いずれも女性であった。66歳の女性は移植後14日目にBNT162b2ワクチンを接種し、7日後（移植後21日目）に内皮移植片の拒絶反応を起こした。彼女はウイルス量が検出されず十分にコントロールされたヒト免疫不全ウイルス感染症の既往を有していた。もう1例は83歳の女性で、BNT162b2投与6年前にDMEKを受けている。彼女は2回目の投与から3週間後に症状を呈した。両症例とも細隙灯検査と前眼部光干渉断層計（OCT）により、中程度の結膜充血、びまん性角膜浮腫、前房細胞とともにドナー内皮に限局した細かい角膜沈着物が認められた。

自然免疫系の細胞が角膜に侵入し、サイトカイン（TNF-α、ケモカインを含む）および他の炎症性分子の調節を高め、角膜移植片の拒絶反応を引き起こすことがあります。ワクチン接種後の免疫系の活性化により、これらのメカニズムがワクチン関連の角膜移植片の拒絶反応に寄与している可能性があります。

新規発症ぶどう膜炎

我々は、COVID-19ワクチン接種後のぶどう膜炎を記述した5つの症例報告および1つの多施設共同、後ろ向き症例シリーズを確認した。1件の報告では、抗核抗体（ANA）陽性の乏突起関節型若年性特発性関節炎（JIA）の既往がある18歳女性が、BBIBP-CorVの2回目の接種の5日後に両側の前部ぶどう膜炎を呈した。HLA-B27検査は陰性であった。

ぶどう膜炎は、ぶどう膜（虹彩、毛様体、脈絡膜）に炎症を起こす疾患です。ぶどう膜炎自体は一つの疾患概念ではなく、様々な疾患の一つの表現形です。充血、眼痛を伴い比較的急激に視力障害をきたします。全身疾患と関係することが多いです。

フォークト・小柳・原田病（Vogt-Koyanagi-Harada disease：ＶＫＨ）の再活性化

パパサバスらによる1件の論文が確認された。報告された対象者は、過去6年間コントロールされていたＶＫＨの既往がある女性であった。ＶＫＨの発症は重篤で、インフリキシマブの輸液が必要となり、定期的な維持療法として継続された。BNT162b2ワクチン2回目接種後6週間で重症のＶＫＨ再活性化を認めた。細隙灯検査で角膜沈殿を伴う前室炎を認め、ＯＣＴで網膜ひだ、網膜下液、脈絡膜厚の増加を確認した。インフリキシマブ治療と並行して副腎皮質ホルモンの経口投与を開始し、疾患の再活性化は抑制された。

フォークト・小柳・原田病は、ぶどう膜炎の一種です。20代から40代の女性に多く見られます。皮膚、眼、蝸牛のメラニン細胞に対する自己免疫疾患です。

バセドウ病

BNT162b2の初回投与後数日でバセドウ病（GD）の発症が2名で報告された。1名はCOVID-19感染歴と肺動脈性肺高血圧の既往があった。両者とも症状発現時に新たにGDと診断された。両者ともBNT162b2ワクチンを接種し、その2-3日後に症状を訴えた。眼症状の記述や眼科的な検査は含まれていない。この研究は、被験者の症状が、シェーンフェルト症候群として知られているアジュバントによる自己免疫／炎症症候群（ASIA）の診断基準に適合することを明らかにした。バセドウ病は眼窩や眼表面を侵すことが知られているため、報告された症例では眼症状がなかったにもかかわらず、この2症例をこの包括的レビューに含めた。

バセドウ病は甲状腺機能亢進症を起こすことによる甲状腺疾患です。眼球突出が特徴的な症状として知られています。バセドウ病は自己免疫疾患として発症する場合があります。ヘルペスウイルスの一種、エプスタイン・バール・ウイルスの再活性化とバセドウ病の自己抗体が関連する可能性が指摘されています。

このようにコロナワクチン接種後の様々な眼の障害が報告されています。一方、コロナウイルス感染による眼症状としては、結膜炎、上強膜炎、ぶどう膜炎、網膜の血管変化や綿毛斑、視神経炎、脳神経麻痺による眼球運動障害、一過性の収容障害などがあります。このように症状の多くがコロナウイルス感染とコロナワクチン接種で重複しています。

コロナワクチンは遺伝子ワクチンであり、体内でスパイクタンパクを生産させるシステムです。スパイクタンパクは血管毒性を持ち、血管に障害を起こします。ワクチン接種後の強い炎症反応の影響が眼に現れることがあります。スパイクタンパクに対して作られた抗体が、眼に局在する自己抗原に交差反応すれば眼に障害を起こすでしょう。コロナウイルス感染による眼の症状がコロナワクチン接種後にも発症するのは、スパイクタンパクの直接的あるいは間接的な毒性によるものと考えられます。

論文からはヘルペスウイルスが関連する目の障害も多いことがわかります。帯状疱疹はヘルペスウイルス再活性化の顕著な例ですが、コロナワクチン接種後の一時的な免疫不全が原因ではないかと考察されています。ヘルペスウイルスは神経節に潜伏感染しているので、再活性化が神経に問題を起こすことがあります。また、ヘルペスウイルスの一種であるエプスタイン・バール・ウイルスには自己免疫疾患を発症させる作用機序もあります。こうした要因が複雑に絡み合い、眼の障害を引き起こしているようです。


（該当するブログ記事掲載　２０２２年４月27日）

コロナワクチンと肝炎（1）

肝炎は、肝臓に炎症が起こり発熱、黄疸、全身倦怠感などの症状を来たす疾患の総称です。

コロナワクチン接種後の肝炎の症例を紹介します。ワクチン接種後に発症する自己免疫疾患の作用機序には複数あり、今回紹介するのはその1つのケースですが、コロナワクチン接種後に肝炎を発症したケースレポートがいくつか発表されています。

著者のタンらはモデルナワクチン初回接種後に肝炎を発症したケースを報告し、もはや偶然ではないと結論づけています。

編集部へ：SARS-CoV-2ウイルスのファイザー・ビオンテックおよびモデルナmRNA-1273ワクチンによるワクチン誘発免疫介在性肝炎の可能性を示唆する最近の症例を興味深く読ませていただきました。しかし、COVID-19のワクチン接種者のコホートが増加するにつれ、これまでに報告された症例は、年間人口10万分の3の発生率とされる自己免疫性肝炎の偶然の発症を排除できません。今回の症例は、モデルナ初回投与後に肝障害が急速に発現し、2回目接種後に急性重症自己免疫性肝炎を引き起こした、ワクチンによる免疫介在性肝炎の決定的な証拠を示しています。

症例解説：47歳の白人男性で、以前は全く健康であったが、2021年4月26日にモデルナワクチンの1回目の接種を受けた3日後に倦怠感と黄疸を指摘された。4月30日の検査では、血清ビリルビン190μmol／L（正常0-20）、アラニンアミノトランスフェラーゼ（ALT）1048U／L（正常10-49）、アルカリホスファターゼ（ALP）229

U／L（正常30–130）、アルブミン41g／L（正常35–50）であった。血球数、腎機能、国際正規化比（INR）は正常であった。4年前の最終検査である肝機能検査（LFT）は正常であった。パラセタモールの使用は否定され、アルコールの摂取は少ないと報告された。悪性腫瘍の除外のために行われた超音波検査、胸部、腹部、骨盤のCT検査、膵臓のMRI検査では、有意な所見は認められなかった。血清IgGは25・1g／L（正常値6–16）、IgMは2・2g／L（0・5–2）と上昇し、血清中の抗核抗体は陽性であった。HAV、HBV、HCV、HEV、EBVおよびCM5の血清学的検査は陰性であった。

黄疸は軽快し、6月25日にはビリルビンが69μmol／L、ALTが332U／Lに低下した。患者は2021年7月6日に2回目のモデルナワクチンを接種し（黄疸を接種センターに報告したにもかかわらず）、その数日後に黄疸が再発した。7月20日の血液検査でビリルビン355μmol／L、ALT1084U／L、プロトロンビン（PT）18・4秒の上昇を確認した。2021年7月21日肝生検後、プレドニゾロン40mg／日を開始し、当院に転院した。

診察では、深い黄疸があり、肝腫大を認めたが腹水はなかった。腹部超音波検査にて軽度の脂肪肝、門脈、肝静脈の流れは良好、腹水は認めず。肝生検の結果、急性活動性肝炎が認められ、広範囲の橋渡し壊死、著しい界面肝炎、好酸球を含むリンパ球形質性炎症、風船状肝細胞、多核巨細胞、エンペリポレシスなどが認められた。線維化はごくわずかで、Ishak stage 1であった。組織学的な傷害のパターンは急性肝炎と一致し、自己免疫性肝炎の特徴、あるいは自己免疫性肝炎を誘発する薬剤性肝障害（DILI）の可能性があった。

プレドニゾロン40mg／dayを継続し、LFTは改善した。プレドニゾロン投与で退院し、経過観察中も血液検査は改善を続け、PTは2週間で正常化した。

(Immune-mediated hepatitis with the Moderna vaccine, no longer a coincidence but confirmed Tun et al. (2022) J Hepatol https://www.ncbi.nlm.nih.gov/pmc/articles/PMC8491984/)

肝炎の症例は、他に医学的問題のない健康な男性に発生しました。mRNAワクチンによる黄疸の発症は、異常にはやかったのです。

図表3-2は組織学的所見です。肝生検のH&E染色断面から急性肝炎がわかります。肝実質細胞はロゼット状に配列し（図表3-2A、矢印）、胆汁うっ滞が見られます。BN（ブリッジングネクローシス）は隣接する門脈と中心静脈を橋渡しする肝壊死領域です（図表3-2B）。肝細胞の消失による肝壊死が見られます。一部の細胞死はアポトーシス（プログラム細胞死）によるものです（図表3-2B、矢印）。

自己免疫性肝炎は、自己免疫疾患による肝臓の障害です。血清トランスアミナーゼ、アスパ

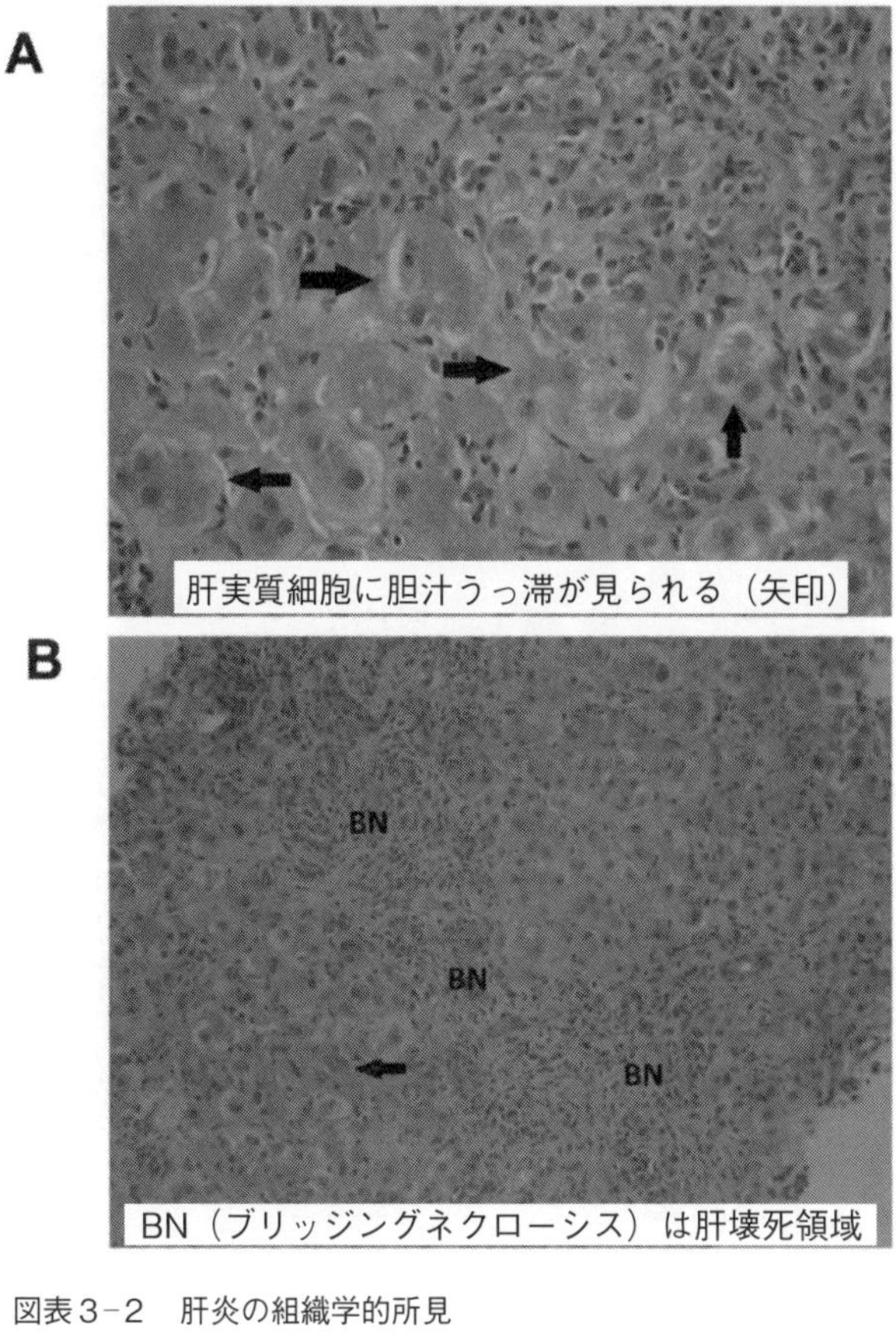
A
肝実質細胞に胆汁うっ滞が見られる（矢印）
B
BN
BN
BN
BN（ブリッジングネクローシス）は肝壊死領域

図表３-２　肝炎の組織学的所見

ラギン酸アミノ基転移酵素（ASTまたはGOT）、アラニンアミノ基転移酵素（ALTまたはGPT）が高値を示す、IgG抗体が高値を示すなどで診断されます。自己免疫性肝炎によく見られる自己抗体は、抗核抗体、抗平滑筋抗体、肝腎ミクロソーム抗体1型、肝可溶性抗原抗体、肝サイトゾル抗体1型などです。

図表3-3はモデルナワクチン1、2回目投与後のビリルビンとALTの推移とプレドニゾロンに対する反応性です。ALTはアラニンアミノ基転移酵素であり、肝炎の指標です。ビリルビンは黄疸により黄色く変色を起こす原因となる物質です。

論文中ではワクチン接種がスパイクタンパクと交差反応する自己抗体による自己免疫疾患が肝炎を引き起こした可能性が指摘されています。この症例以外にも、SARS-CoV-2mRNAワクチンで免疫介在性肝炎が疑われた7例が報告されています（ファイザー社製3例、モデルナ社製4例）。肝臓組織学で同様の所見が見られ、インターフェース肝炎、リンパ質浸潤、線維化のない急性肝炎でした。薬剤性肝障害にみられる好酸球が3例にありました。7例ともステロイドによく反応しました。3例では、抗二本鎖DNA抗体などの自己免疫性肝炎の併発を示唆する特徴が見られました。

本症例では、モデルナワクチンに起因する二次的な免疫介在性肝炎が確認されました。患者はワクチン初回接種後に黄疸を生じたものの一度軽快しました。しかし、ワクチンを再接種し

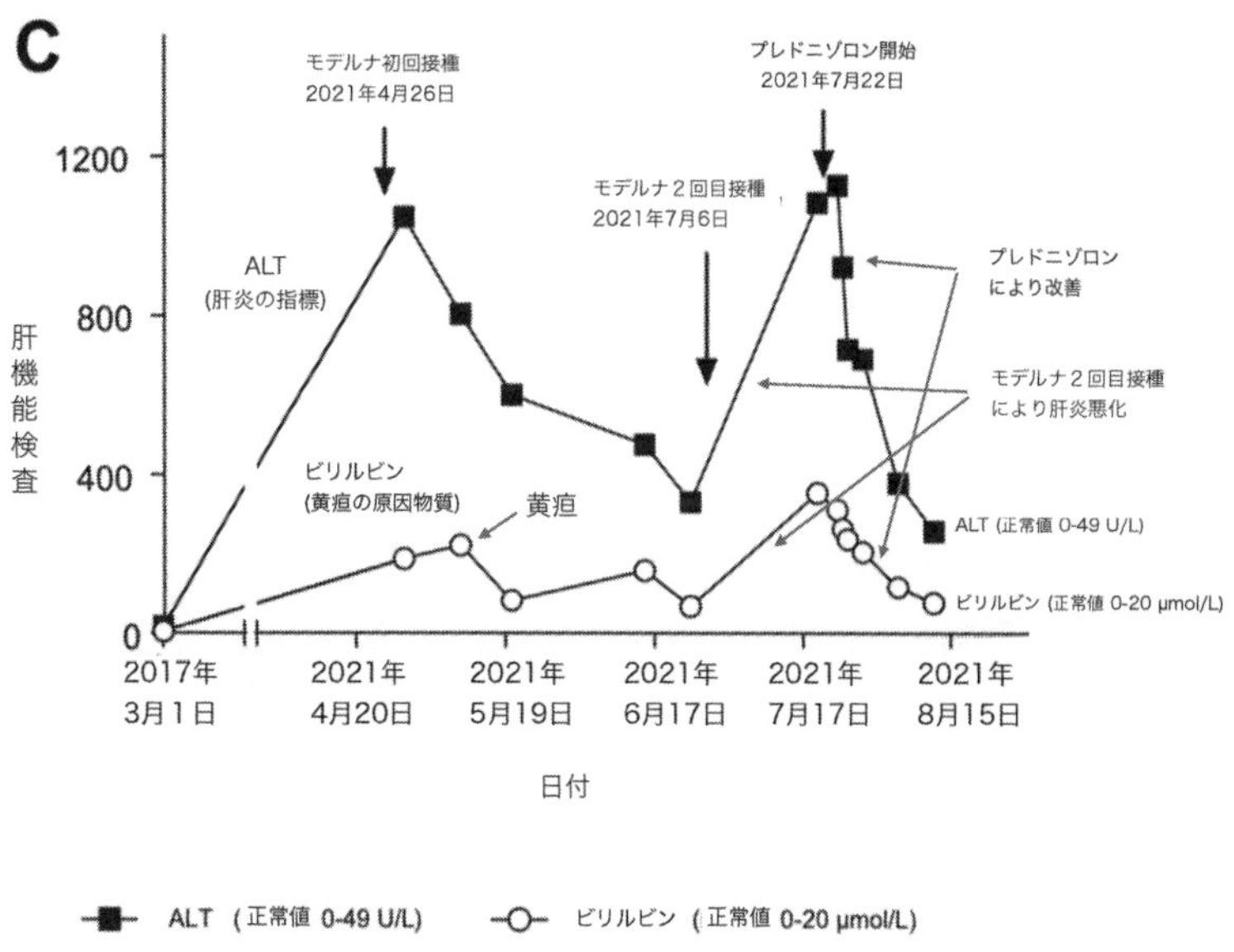
C
モデルナ初回接種
2021年4月26日
プレドニゾロン開始
2021年7月22日
1200
モデルナ２回目接種
2021年7月6日
ALT
(肝炎の指標)
プレドニゾロン
により改善
800
肝機能検査
モデルナ２回目接種
により肝炎悪化
400
ビリルビン
(黄疸の原因物質)
黄疸
ALT (正常値 0-49 U/L)
ビリルビン (正常値 0-20 µmol/L)
0
2017年
3月１日
2021年
4月20日
2021年
5月19日
2021年
6月17日
2021年
7月17日
2021年
8月15日
日付
ALT (正常値 0-49 U/L)
ビリルビン (正常値 0-20 µmol/L)

図表３-３　肝炎の生化学的所見

たことにより急性重症肝炎を引き起こしたものと考えられます。

（該当するブログ記事掲載　2022年5月7日）

コロナワクチンと肝炎（2）　T細胞依存性自己攻撃による新しいタイプの肝炎か

コロナワクチン接種後の肝炎の発症については複数の論文が報告されていますが、今回紹介するのは、コロナワクチンに関連した新しいタイプの免疫疾患についてです。

論文中の症例では、患者はファイザーコロナワクチンの初回接種後に急性肝炎の症状を呈しました。それにもかかわらずワクチンの2回目の接種を受け、その後に重症肝炎を発症しました。この患者の症例は、典型的な自己免疫疾患による肝炎とは異なったものでした。コロナワクチンによって誘発された免疫が原因と推定されるのですが、スパイクタンパクに対する抗体は上昇しておらず、抗体依存性自己攻撃によるものでもなさそうです。

コロナワクチンによってスパイクタンパクを発現するようになった肝細胞を、スパイクタンパクを認識する細胞障害性T細胞（キラーT細胞とも呼ばれる）が攻撃することによって発症したものと考えられます。筆者らはこういう表現は使ってはいないものの、「T細胞依存性自己攻撃」とも呼ぶべき新しいタイプの免疫疾患と考えられます。

「SARS－CoV－2ワクチン接種はCD8 T細胞優位の肝炎を誘発する可能性がある」

臨床経過：52歳の男性患者は、レボチロキシンによる長期代替療法中の既存の甲状腺機能低下症以外に目立った病歴はなく、過去の肝機能検査（ＬＦＴ）は正常だったが、BNT162b2 ｍＲＮＡワクチンの初回投与の約10日後に症状が始まり、徐々に吐き気、疲労、食欲不振およびそう痒症が発症した。その後、黄疸が出現し、ＬＦＴで急性肝細胞・胆汁うっ滞性混合肝炎（ＡＬＴ：２１３０Ｕ／ｌ、ＡＰ：１４２Ｕ／ｌ、gammma-GT：２１７Ｕ／ｌ、ビルビリン：７・７mg／dl）を指摘されてかかりつけ医に受診した。初回ワクチン接種後25日目に一次医療機関に入院した。Ａ、Ｂ、Ｃ、Ｅ型ウイルス性肝炎、サイトメガロウイルス、エプスタイン・バール・ウイルス感染症は血清検査およびＰＣＲ検査で除外された。ＨＦＥ遺伝子型検査では、ヘモクロマトーシスに関連する変異は認められなかった。自己免疫学的検査ではＡＭＡ-Ｍ２反応性が境界線上にあり、結論は出なかった。患者は特別な治療を受けることなく急速に回復し、中毒性肝炎の鑑別診断のもと、３日後にＬＦＴが低下して退院した。その後２週間で肝酵素はさらに低下し、ＡＳＴとＡＰは正常化し、患者は初回接種から41日後にBNT162b2 ｍＲＮＡワクチンの２回目（ブースト）接種を受けた。ブーストワクチン接種から20日後（ｄｐｂ）、患者は再び吐き気と疲労感を覚えた。検査では、ＡＬＴ：１９３９ｚＵ／ｌ、ＡＬＰ：１６７Ｕ／ｌ、ビリルビン：２・９mg／dlと急性混合性肝炎の再発を認めた。その後26ｄｐｂで当院３次医療

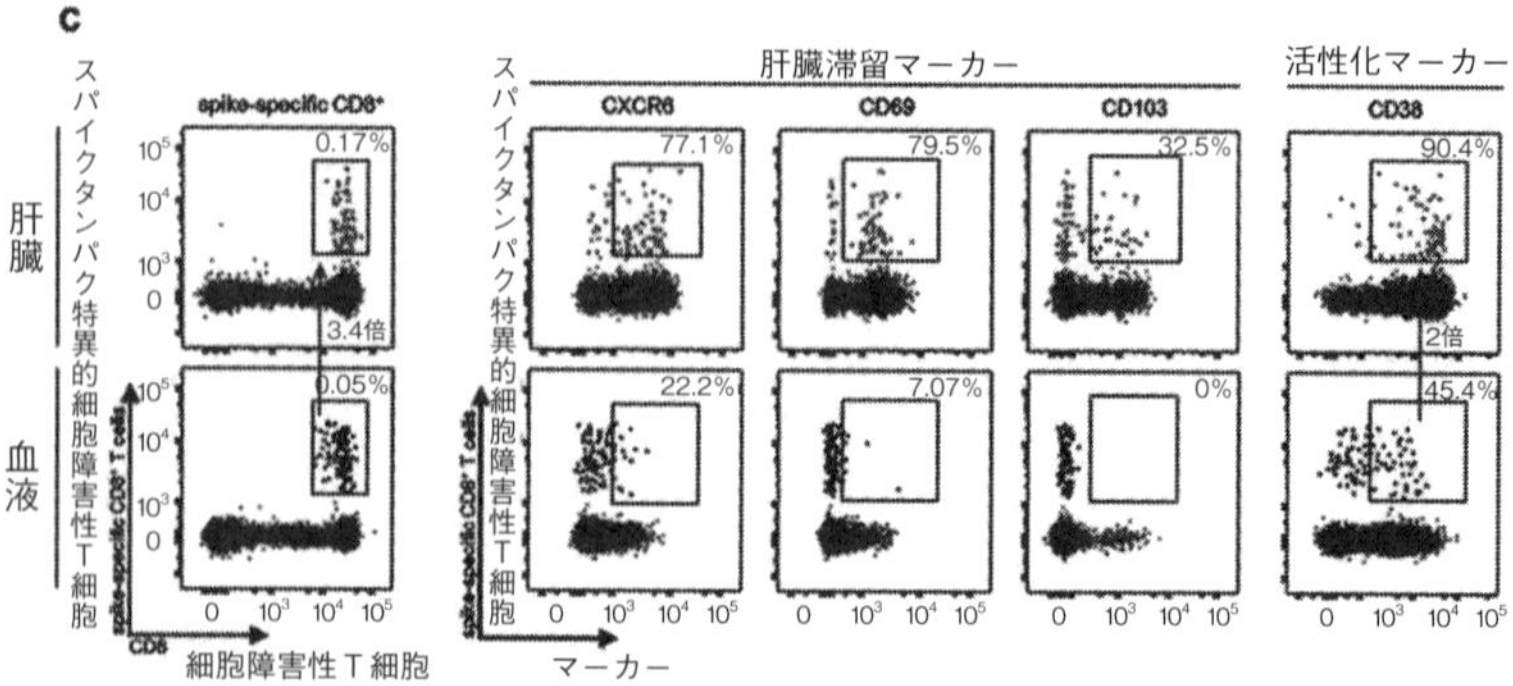

図表3-4　スパイクタンパク特異的細胞障害性T細胞が肝臓に滞留し、しかも活性化している

機関に紹介された。自己免疫血清検査では、軽度の高グロブリン血症（ＩｇＧ値はＵＬＮの１・02倍、ＩｇＡとＩｇＭ値は正常）、ＡＮＡ（１：２００）、抗平滑筋抗体とＡＭＡ－Ｍ２の境界陽性、抗ＬＫＭ検査は陰性であることが確認された。肝生検を行い、組織学的に中程度のリンパ形質細胞浸潤と小葉壊死およびアポトーシスの病巣を伴う界面肝炎を認めた。好酸性顆粒球は認められなかった。副鼻腔周囲線維や門脈線維は観察されなかった。これらの所見を総合すると、自己免疫性肝炎の改訂オリジナルスコアによる自己免疫性肝炎の可能性が高く、患者には１日９㎎のブデソニドが経口投与された。その後数週間で肝酵素は低下し、治療開始39日後に再発（66ｄｐｂ）したが、その後、全身性ステロイドとウルソデオキシコール酸の併用療法に切り換えた結果、コントロールされるようになった。その後、８週間以内にＬＦＴは正常化した。

抗スパイク抗体は、ブースト接種後27日目の診断時に健常者と同等の力価で大きな変動はなく、時間の経過とともに力価は低下することが予想された。

（SARS-CoV-2 vaccination can elicit a CD8 T-cell dominant hepatitis Boettler et al.（2022）J Hepatol https://www.ncbi.nlm.nih.gov/pmc/articles/PMC9021033/）

（注釈：この論文内では2回目接種をブーストと呼んでいます）

患者は自己免疫疾患様の肝炎を発症しましたが、抗スパイク抗体は、２回目接種後も健常者と同等の力価で大きな変動はありませんでした。

ワクチン接種後の細胞性免疫を調べるために、T細胞がフローサイトメトリーによって解析されました。フローサイトメトリーは細胞表面の目印となる分子（マーカー）を蛍光標識し、それぞれのマーカーの発現量を蛍光の強さとして測定する技術です。図の一つひとつの点が1つの細胞を表し、蛍光の強さによるX軸、Y軸の数値として図に表示されます。

CD8は細胞障害性T細胞のマーカーであり、CD8陽性細胞が細胞障害性T細胞です。この細胞はキラーT細胞とも呼ばれます。

B細胞によって産生される抗体は獲得免疫の主要な攻撃要員の1つであり、抗体はウイルスそのものを攻撃できます。抗体がウイルスを仕留め損なうと、細胞に感染するウイルスも出てきます。ウイルス感染細胞では、免疫系の仕組みによってウイルスの抗原が断片化されて細胞表面に提示されます。そしてこの目印が細胞障害性T細胞の標的となります。細胞障害性T細胞の役割は、ウイルスそのものではなくウイルス感染細胞を殺すことです。

細胞障害性T細胞がウイルス感染細胞を殺す際にパーフォリンとグランザイムBを射出します。この仕組みは標的に目がけて散弾銃を撃つようなものです。パーフォリンは標的細胞の細胞膜にポアを形成し、ウイルス感染細胞を穴だらけにします。この穴を通ってウイルス感染細胞内にグランザイムBが打ち込まれます。グランザイムBはセリンプロテアーゼで、細胞を死に至らしめる酵素です。こうして細胞障害性T細胞はウイルス感染細胞にアポトーシス（プログラム細胞死）を誘発します。

筆者らはスパイクタンパクのエピトープの1つ（S378-386）を搭載した患者適合型MHC（HLA-A*03テトラマー）を用いて、スパイク特異的CD8陽性T細胞を同定することができました。CD8陽性T細胞は、末梢血（0・05%）と比較して、肝臓（0・17%）では約3・4倍多く、肝臓への常在性（CXCR6、CD103、CD69）を示し、また、末梢血中（CD38発現45・4%）よりも肝臓（CD38発現90・4%）で強い活性化を示しました（図表3-4）。

縦断的解析ではスパイクタンパク特異的CD8陽性T細胞の頻度は安定しており、ブデソニド治療開始後、トランスアミナーゼ値の低下と同時にCD38発現レベルが低下しました（図表3-5D）。しかし、細胞障害関連マーカー（CD38発現とGzmBやT-betなど）は、患者が再発すると増加し、全身免疫抑制療法を導入すると正常化しました（図表3-5E、F、G）。

ファイザーの内部文書によると、筋肉注射された脂質ナノ粒子は全身に運ばれ、最も蓄積する部位の1つが肝臓です。スパイクタンパクは免疫組織化学による解析（スパイクタンパクに対する抗体での解析）では肝臓で確認されませんでした。これは2回目ワクチン接種時から27日後に行われたため、時間が経ち過ぎたせいかもしれません。また、T細胞が認識するのはスパイクタンパクそのものではなく、細胞表面に提示されたスパイクタンパクの断片の抗原決定

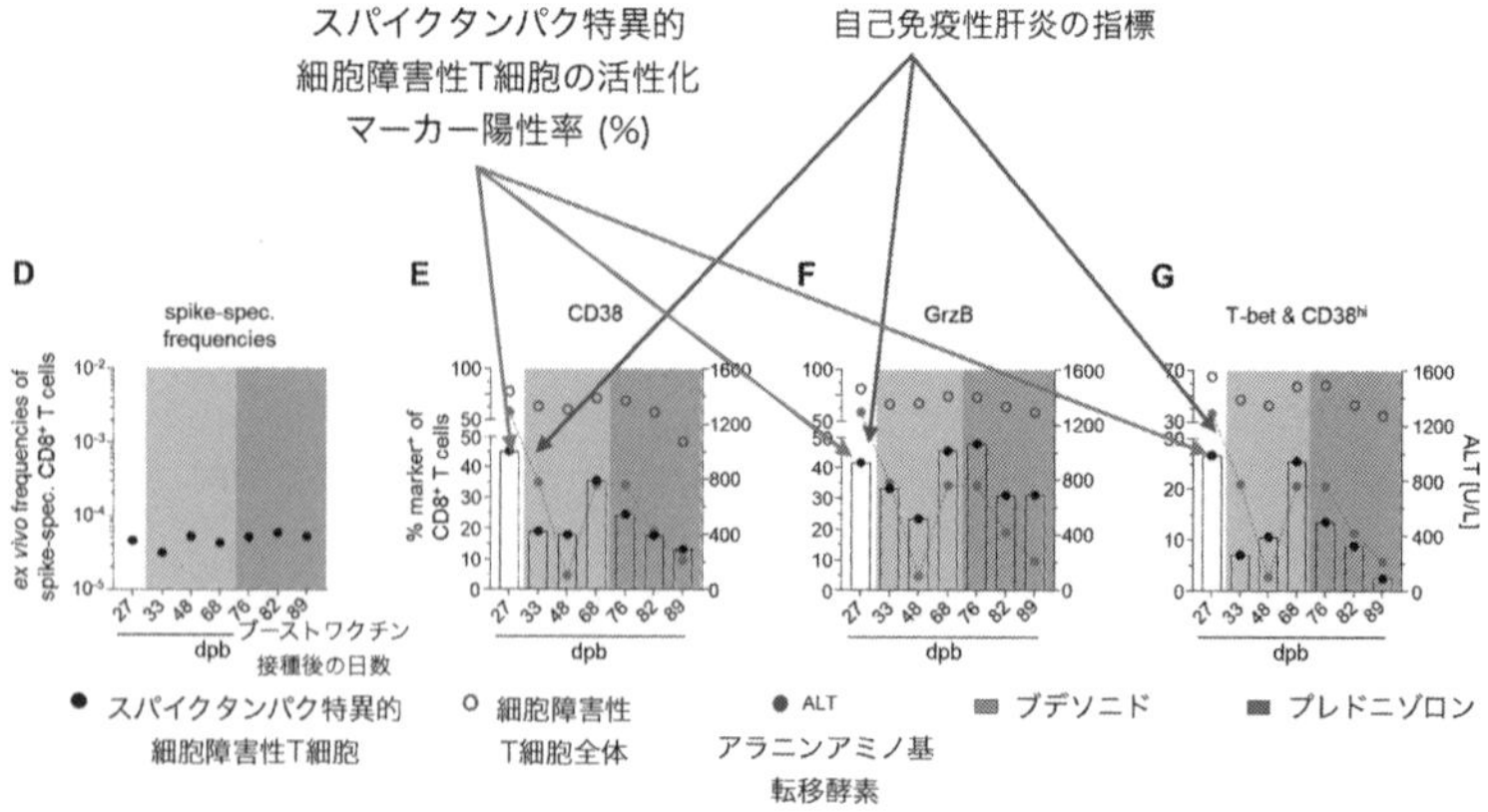

図表3−5　スパイクタンパク特異的細胞傷害性T細胞の挙動が肝炎の指標と同じパターン

基（エピトープ）です。それぞれの抗体が認識するのもタンパク内の1つの小さなエピトープであり、T細胞と抗体のエピトープが異なっているために抗体による解析では検出できなかったことも考えられます。むしろスパイクタンパクそのものが検出されなくなった時期でも、スパイクタンパクの一部を目印として持つ細胞に対するT細胞の攻撃が続く可能性があります。まとめると、スパイクタンパクを認識する細胞障害性T細胞が活性化して肝臓に滞留しており、肝炎の症状はそうしたT細胞の挙動と一致するということです。スパイクタンパクを持つ肝臓の細胞をT細胞が攻撃した結果、肝炎を発症したと推測されます。

コロナワクチンの目的は抗体と細胞性免疫の両者を誘導することです。さらに遺伝子ワクチンの仕組みからすれば、ヘルパーT細胞だけではなく細胞障害性T細胞ができるのは自然なことです。

コロナワクチンの遺伝子ワクチンの作用機序では、スパイクタンパクは細胞内で生産されるためにクラスIMHC上にウイルス抗原を提示することになります。つまり、コロナワクチンを取り込んだ細胞はコロナウイルス感染状態を模倣した細胞であり、そのまま細胞障害性T胞に駆逐され得る運命にもあります。今回紹介した論文は、スパイクタンパクを認識するT細胞が肝臓に集まり、肝炎の原因となっているという報告です。肝臓はコロナワクチンが一番集積しやすい臓器であり、肝臓細胞でスパイクタンパクを生産している可能性は充分考えられます。そうした細胞がT細胞によって攻撃されて肝炎を発症したのではないでしょうか。

タンパクに対する抗体を持っているかどうかを検査することは難しくありません。抗体はタンパク上のエピトープに直接結合するので、タンパクを抗原として用いれば、多様なエピトープに対する抗体をまとめて検査できるからです。T細胞受容体はウイルスの断片とMHCの両方を同時に認識するもので、タンパクそのものを認識できません。T細胞の抗原特異性を検査するには、ウイルスの断片とMHCの組み合わせが必要です。タンパクの断片の1つずつを検討しなければならないのですが、さらにMHCの個人差が非常に大きいために、同じT細胞でも人によって抗原に対する反応性も異なります。抗原特異的T細胞を検出することは技術的に簡単ではないのです。

コロナワクチン後遺症として免疫系が自己を攻撃する作用機序には、①自己免疫疾患、②抗体依存性自己攻撃に加えて、③T細胞依存性自己攻撃があることがわかってきました。今回の論文は氷山の一角であり、T細胞依存性自己攻撃は実験によって検出されるよりもはるかに多いでしょう。

（該当するブログ記事掲載　2022年5月11日）

コロナワクチン接種後の皮膚血管炎について

コロナワクチンは様々な作用機序で血管を傷害します。スパイクタンパクが直接血管内皮を傷付けて血栓の原因となることもあれば、スパイクタンパクが自己抗体の産生を誘発し、自己免疫疾患として血管を傷害することもあります。アストラゼネカＤＮＡワクチン接種後に血小板に対する自己抗体を生じると、「ワクチン誘発性免疫性血小板減少症（Vaccine-induced Immune Thrombotic Thrombocytopenia：ＶＩＴＴ）」を発症し、さらに「播種性血管内凝固症候群（Disseminated Intravascular Coagulation：ＤＩＣ）」を伴うことがあります。

これとは別の作用機序により、コロナワクチンの副反応による免疫系の暴走が血管の炎症を起こし、発疹などの皮膚症状に繋がるケースも報告されています。

皮膚血管炎は皮膚の血管に炎症が起こる疾患群です。そうした皮膚の血管には毛細血管、静脈、細動脈、リンパ管などが含まれます。皮膚血管炎は、過敏性血管炎、皮膚白血球破砕性血管炎とも呼ばれます。特徴は紫斑であり、周囲の皮膚から盛り上がっているように感じられる赤紫色に変色した斑点です。通常、治療により病変は数週間から数ヶ月で消失し、周囲の皮膚より色の濃い平坦な斑点が残ります。あるいは血管炎が結合組織病などの慢性疾患と関連し、持続性または再発性である場合もあります。

アストラゼネカＤＮＡワクチン接種後の皮膚血管炎の症例を紹介します。

「ＣＯＶＩＤ-19ワクチン接種後の皮膚血管炎について」

ＳＡＲＳ－ＣｏＶ－２に対するワクチンは、ＣＯＶＩＤ－19の大流行を食い止めるための極めて重要かつ効果的な対策である。ＳＡＲＳ－ＣｏＶ－２のスパイクタンパクをコードしたメッセンジャーＲＮＡベースのワクチン２種（BNT162b2、ファイザー・ビオンテック、mRNA-1273、モデルナ）とスパイクタンパクをコード化したアデノウイルスベクターのワクチン２種（ChAdOx1 nCoV-19、AstraZeneca、Ad.26. COV2.S ヤンセン）が欧州医薬品庁で承認されている。２０２１年９月23日現在、イタリアでは８３００万回以上のワクチン接種が行われ、接種者の約５分の１はChAdOx1 nCoV-19 ワクチンを接種している。ここでは、ChAdOx1 nCoV-19 の接種直後に、それまで健康だった人に発症した皮膚血管炎３症例を報告する。

患者１は57歳の男性で、高血圧の既往があるが、本人や家族に自己免疫の既往はない。初回のワクチン接種から14日後に紫斑病が発症し、最初は下肢に、急速に腹部、胴体、頭部に広がった。１㎎／㎏のプレドニゾンの投与を受け、３週間かけて皮膚病変は徐々に消失した。患者２は58歳の男性で、これまでの病歴も自己免疫の既往はなく、異常はなかった。２回目のワクチン接種後７日目に紫斑病が発症し、下肢から腹部、体幹に広がった。０～５㎎／㎏のプレドニゾンを投与したが臨床的効果はなく、その後１㎎／㎏のプレドニゾンを投与し、10日間で皮膚病変が徐々に消失した。患者３は53歳の女性で、基礎疾患や自己免疫の既往はない。初回投与から６日後に紫斑病が発症し、下肢と上肢に影響を及ぼした。１mg／kgのプレドニゾンで治療したところ、２週間で皮膚病変が徐々に消失した。

ワクチン接種後の血管炎発症が偶然であった可能性も否定できないが、これら3人の患者には顕著な類似点があり、病因の因果関係が主張される。具体的には、血管炎は自己免疫の個人や家族の病歴を持たない健康な人に発症し、臨床症状は類似しており、内臓病変を伴わない広範囲の皮膚血管炎が特徴的であったこと、ワクチン接種と臨床症状の発現には時間的な関連があり、他の同時発症の誘因はなかったことである。すべての患者がワクチン接種前にＳＡＲＳ–ＣｏＶ–２感染の血清学的検査を受け、陰性であったことから、一次感染の既往はなかった。したがって、血管炎はワクチンの成分に対する個人の不適応な免疫反応が引き金になった可能性がある。

ChAdOx1 nCoV-19 ワクチンには、ＳＡＲＳ–ＣｏＶ–２のスパイクタンパクをコードするアデノウイルスベクター、安定化剤、免疫アジュバントが含まれている。特に非特異的アジュバント効果により、ウイルスのスパイクタンパクに発現するペプチドと宿主内皮細胞の間で分子模倣が起こる可能性がある。ＣＯＶＩＤ–19の接種時に血管炎が発症するのは、内皮の直接損傷が原因であり、ChAdOx1 nCoV-19 の接種後に凝固障害が発症するのは、血小板第４因子（ＰＦ４）に対する血小板活性化抗体が原因である。したがって、ワクチンの接種による適応外の免疫活性化が内皮層や凝固カスケードに影響を与え、素因者における血管炎を誘発すると推察された。

SARS‐CoV‐2感染では、過剰または異常な宿主免疫反応により、世界中で400万人以上の死者が出ている。

炎症促進刺激は、不適応な免疫反応の発現に対する個人の素因を露出させる可能性があるため、何百万人もの人々の免疫介在性有害事象がまばらに発生することは避けられない。

(Cutaneous vasculitis following COVID-19 vaccination Cavalli et al. The Lancet Rheumatology (2021) https://www.thelancet.com/journals/lanrhe/article/PIIS2665-9913(21)00309-X/fulltext)

皮膚血管炎の原因は免疫系の暴走であり、感染症や自己免疫疾患によっても引き起こされます。同様のことがコロナワクチン接種後にも起こるということです。コロナワクチン接種後の皮膚血管炎の原因としては、非特異的アジュバント効果による炎症反応、スパイクタンパクによる血管内皮の損傷、血小板などに対する自己抗体など、様々な原因が考えられます。

影響を受ける皮膚の小血管は、表皮の細動脈、毛細血管および静脈です。一般的に、免疫複合体が血管壁に沈着し、補体系の活性化をもたらし、C3aおよびC5aの補体系から生成されるタンパク質は、好中球を血管に引き寄せます。補体系により活性化された好中球は血管組織に損傷を与える酵素などを放出します。好中球が血管を取り囲み、血管壁内にその破片が見られ、フィブリノイド壊死の原因となります。この組織学的所見は、「白血球破砕性血管炎」と呼ばれています。

（該当するブログ記事掲載　2022年5月30日）

4章　様々なコロナワクチン後遺症

コロナウイルスワクチンによってロングコビッドのような症状が出ることがある

Science誌に、コロナワクチン接種者がロングコビッドのような症状を発症することについての記事が掲載されました。権威のある学術雑誌の多くはこうした問題に目を瞑っていましたが、少しずつ流れが変わってきたのかもしれません。

「コロナウイルスワクチンでまれにロングコビッドのような症状が出ることがある」

ブレインフォグ、頭痛、血圧の変動をNIHなどの研究者が調査中

2020年後半、ブリアンヌ・ドレッセンはウイルスに感染した後に起こる慢性障害症候群「ロングコビッド」患者のためのオンラインコミュニティーを何時間も利用するようになった。「何ヶ月も私はただ投稿を閲覧していました。」と、ユタ州サラトガスプリングスの元保育園教師であるドレッセンは言います。「自分の症状と同じような投稿を次々と調べていました。」

ドレッセンはCOVID-19に罹ったことはなかったが、その年の11月に彼女は臨床試験のボランティアとしてアストラゼネカ社のワクチンを接種していた。その日の夕方には、視界がぼやけて音が歪み「耳に貝殻が2つ付いているような感じでした」と彼女は言う。彼女の症状は急速に悪化し、心拍数の変動、激しい筋力低下、そして彼女が言うところの衰弱した体内電気ショックなど、症状はますます悪化した。

医師は彼女を不安症と診断した。化学者である夫のブライアン・ドレッセンは、科学文献を調べ始め、元ロッククライマーで、今はほとんどの時間を暗い部屋で過ごし、歯を磨くことも、幼い子供達に触れられることにも耐えられない妻を助けようと必死になった。

時間が経つにつれドレッセン夫妻は、メーカーに関係なく、COVID-19ワクチン接種後に深刻で長く続く健康問題を経験した他の人々を見つけるに至った。2021年1月までに、米国立衛生研究所（NIH）の研究者達はそうした報告を耳にするようになり、彼らはより詳しく知るためにブリアンヌ・ドレッセンをはじめとする罹患者を同機関の本部に呼び、検査や時には治療を受けてもらった。

目や耳のような感覚器官はセンサーであり、脳と繋がっています。聴覚の異常は耳の問題だけではなく脳の場合も考えられます。内耳は聴覚の受容器であり、平衡覚の受容器でもあります。耳が損傷すれば難聴だけではなく、めまいなどの平衡感覚の失調という問題にも繋がり得ます。心拍数の変動は心臓の問題、例えば心筋炎、心膜炎が疑われます。また激しい筋力低下はギラン・バレー症候群などの自己免疫疾患によっても起こります。これらは全てコロナワクチンの後遺症として知られているものです。

この研究は規模が小さく、ワクチンが稀で永続的な健康問題を引き起こしたかどうか、あるいはどのように引き起こしたかについて、何の結論も導き出せませんでした。NIHの取り組みを主導してきた国立神経疾患・脳卒中研究所（NINDS）の臨床部長アヴィンドラ・ナスは、患者達にはワクチン接種と健康状態の悪化との間に「一時的な関連性」があったと言う。しかし「病因的な関連は？――分かりません」。つまり、ワクチン接種が直接その後の健康被害を引き起こしたかどうかは分からないというのだ。

NIHの患者とのコミュニケーションは2021年後半にはフェードアウトしたが、ナスは水面下では作業が続いていると言う。この引き揚げはScience誌が取材した患者の間に困惑と失望をもたらし、彼らはNIHの研究者だけが自分達を助けてくれていると語った。現在、世界の少数の研究者が、それ自体まだ十分に解明されていないロングコビッドの生物学がワクチン接種後の特定の副作用を引き起こす謎のメカニズムと重なるかどうかを研究し始めている。

COVID-19ワクチンに関連したより個別の副作用が認識されており、アストラゼネカとジョンソン・エンド・ジョンソンのワクチン接種後に発生する稀だが重篤な凝固障害や、ファイザーとモデルナのメッセンジャーRNA（mRNA）ワクチン接種後に記録された心臓炎症がある。副作用の可能性を探ることは、研究者にジレンマをもたらす。一般に安全で、有効で、命を救うのに重要なワクチンに対して拒絶反応を起こす危険性があるからだ。COVID-19ワクチンと合併症を結びつける前に「非常に注意しなければならない」とナスは警告する。「間違った結論を出す可能性があります。その意味は大きいのです」。そして、ドレッセンのような複雑で長引く症状は、患者が明確な診断を受けられないことがあるため、研究がさらに困難なのです。

同時に、これらの問題を理解することは、現在苦しんでいる人々を助け、もし関連性が解明されれば、次世代ワクチンの設計の指針となり、おそらく深刻な副作用のリスクの高い人々を特定することができるだろう。カリフォルニア大学デービス校の免疫学者であるウィリアム・マーフィーは「有害事象を嫌がるべきではありません」と言う。彼は2021年11月にThe New England Journal of Medicine誌に、SARS-CoV-2スパイクタンパクによって引き起こされる自己免疫メカニズムが、ロングコビッドの症状といくつかの稀なワクチンの副作用の両方を説明するかもしれないと提案し、可能な限りの関連を探るための基礎研究を増やすよう呼びかけました。「ワクチンを理解するために、研究的にあらゆることが行われていると一般大衆を安心させることは、単にすべてが安全であると言うよりも重要なことである」とマーフィーは言う。他の人達と同様、彼はワクチン接種を奨励し続けている。

現在主流のコロナワクチンは遺伝子ワクチンであり、接種者の体内で抗原を生産します。これが抗原そのものである従来のワクチンと異なる点です。コロナワクチンを導入された人間の細胞はスパイクタンパクを細胞表面に発現するようになります。ワクチンに対して作られた抗体は、ウイルスだけではなく、スパイクタンパクを発現する私達の細胞自身も攻撃対象と認定します（抗体依存性自己攻撃）。これが心筋炎、心膜炎を起こす作用機序の一つと考えられています。

コロナウイルスに自然感染した場合、まずは体に備わっている自然免疫系が対処します。そして、そこで対処しきれずにコロナウイルスが免疫系に抵抗して増殖し始めた頃には免疫系の精鋭部隊である獲得免疫が出動し始めます。コロナウイルスが体内で増殖する場合には、そういった形で免疫系の抵抗を受けるため、ＡＤＥが起こったりしない限り、感染していきなり身体中に爆発的に増えたりはしないでしょう。それに対し、コロナワクチンは接種後に細胞内でスパイクタンパク生産を開始しますので、量はいきなり最大量に達します。

言い換えると、大量のスパイクタンパクに曝露するという点ではコロナウイルス感染の重症者とコロナワクチン接種者は同様です。ロングコビッドの症状とワクチン後遺症が似ているのはむしろ自然なことでしょう。スパイクタンパクはコロナウイルスの毒性成分ですが、毒性のあるタンパクの毒性を排除しないままワクチンに使用していることがワクチンの問題の根本的原因の一つだからです。さらなる問題は、コロナウイルスに感染した上で重症化する人はそれ自体が稀であるのに対し、コロナワクチンは健康な国民の大多数に接種されるということです。「検査で異常が見られない」ために、ワクチン後遺症が不安症などといった心の病気と診断されたり、病院をたらい回しにされたりといった話は既に何度も聞いています。

ドレッセンのような副作用がどれくらいの頻度で起こるかは不明である。オンライン・コミュニティには何千人もの参加者がいるが、誰もこのような症例を公に追跡調査していない。この症状には、疲労、激しい頭痛、神経痛、血圧の変動、短期記憶障害も含まれる。ナスはこれらが「極めて稀なケース」であると確信している。

一方、ロングコビッドはSARS-CoV-2感染者の約5％から30％が罹患するという。研究者達は、その基礎となる生物学についていくつかの考えを持ち、暫定的に前進している。ある研究では、ウイルスが特定のケースで組織に留まり継続的にダメージを与える可能性を示唆している。また、体がウイルスを除去した後でも、最初の感染による後遺症が関与している可能性を示す証拠もある。

例えば動物実験から得られた証拠は、SARS–CoV–2スパイクタンパク（多くのワクチンが防御免疫反応を引き起こすために使用しているのと同じタンパク質）を標的とする抗体が、付随的な損傷を引き起こすかもしれないという考えを支持している、とベルリンのドイツ神経変性疾患センター（DZNE）とシャリテ大学病院の神経学者であるハラルド・プリュスは指摘している。2020年、COVID–19に対する抗体療法を模索していた彼と同僚達は、SARS–CoV–2に対して強力な効果を示す18の抗体のうち、4つがマウスの健康な組織も標的にしていることを発見した。これはワクチンが自己免疫問題を引き起こす可能性があるという兆候であった。

初期の臨床データも同じような方向を示している。過去1年間、研究グループは、SARS–CoV–2感染後の人々から体自身の細胞や組織を攻撃することができる異常に高いレベルの自己抗体を検出している。2021年5月のNature誌でイェール大学医学部の免疫学者アーロン・キングとアキコ・イワサキらは、急性COVID–19患者から免疫系と脳を標的とする自己抗体を発見したと報告し、現在、自己抗体がどの程度持続するか、組織に損傷を与えるかについて調査している。今月、セダース・シナイメディカルセンターの心臓専門医スーザン・チェンとタンパクが専門の化学者ジュスチャナ・フェルトボーバーは、Journal of Translational Medicine誌に、自己抗体が感染後6ヶ月まで持続する可能性があると発表した。ただし研究者は、自己抗体の持続と進行中の症状には相関が無いとしている。

ＤＺＮＥは、これらの自己抗体が人に害を与えるかどうかを理解するために、ロングコビッドの患者の脳脊髄液からマウスの脳組織に反応する抗体を調べている。もし抗体が反応すれば、ヒトの神経組織も攻撃する可能性がある。プリュス教授らが間もなく投稿する論文では、患者の少なくとも3分の1でマウスの神経細胞や他の脳細胞を攻撃する自己抗体が見つかったと述べている。一方、ノースウェスタン大学のグループは、２０２１年8月のプレプリントで、ＣＯＶＩＤ‐19後に神経学的合併症を起こした人々において、Ｔ細胞のサブセットが進行中のＳＡＲＳ‐ＣｏＶ‐2感染で起こるような持続的活性化を示しており、何らかの異常免疫反応または残存ウイルスを示唆していると報告している。

一部の研究者は、ロングコビッドのもう1つの原因として、血液中の微小な凝血塊に注目している。ＳＡＲＳ‐ＣｏＶ‐2の急性感染症では、小さな血栓ができ、それが血管を構成する細胞を傷つけることがあるのだ。南アフリカのステレンボッシュ大学の生理学者であるレシア・プレトリウスと彼女の同僚は、8月に Cardiovascular Diabetology 誌に、感染が治まった後も微小な凝血塊が残る可能性があるという予備的な証拠を発表した。この血栓は酸素の運搬を妨げ、ブレインフォグのようなロングコビッドの症状を説明する可能性がある。プレトリウスは現在、同僚達とチームを組んで、この微小血栓の診断法を開発し、ロングコビッドの治療法を研究している。

プレトリウスによれば、彼女と同僚達は、ワクチン接種後に慢性的な問題を抱える患者（推定20人未満）も見てきたという。これらの患者には、深部静脈血栓症のような他の凝固の心配だけでなく、ブレインフォグのようなロングコビッドのような症状も含まれると彼女は言う。アストラゼネカとジョンソン・エンド・ジョンソンのワクチン接種後の非常に稀ではあるが重篤な凝血の原因はまだ不明であるが、プレトリウスはすべてのCOVID-19ワクチンも時には微小な凝血の問題を誘発するかもしれないと疑っている。プレトリウスによれば、ワクチン接種によって微小血栓が発生する可能性があるという予備的証拠があるとのことであるが、ほとんどの場合それは気づかれずにすぐに消失してしまう。

コロナウイルス感染やコロナワクチン接種は自己免疫疾患のトリガーとなり得、これは「病原体の呼び水」と言うこともできます。抗体が認識するのはタンパクのほんの一部で、抗原の抗体結合部位は一般的にはアミノ酸5～8個程度です。ワクチンに使われるタンパクの全体が自己抗原と似ていなくても、ごく一部分が似ているだけで自己抗原に対する抗体が作られることがあるのです。例えば、セリアック病、橋本甲状腺炎、多発性硬化症はコロナワクチン接種から予測される自己免疫疾患です。

新型コロナウイルスの抗原性エピトープ（抗原決定基）のイン・シリコ（in silico）解析から予測されている他の自己抗体は、獲得免疫系を構成する分子に対するものです。コロナワクチンの副反応として免疫不全が示唆されていますが、その作用機序の一部は自己免疫疾患によるものと考えられます。

血栓は血管内にできる凝血塊です。血栓によって血管が詰まれば、その場所から先に栄養分、酸素の運搬ができなくなります。例えば血栓が心臓の血管で起これば心筋梗塞を、脳の血管で起これば脳梗塞を引き起こします。コロナウイルスは血栓を起こし、肺や心臓、脳にも障害を起こすことがありますが、血栓を起こすにはウイルスは必要ではなくて、スパイクタンパク単独でも同様の障害を起こします。これも早くから警鐘を鳴らされているコロナワクチンの副反応です。

NIHの研究者は「人々を助けようとしていた」と、Science誌に語った研究対象者4名のうちの1人で、ファイザー社のワクチン接種後に症状が始まったある医療従事者は言う。ナスによれば、34人がプロトコルに登録され、そのうち14人はNIHで過ごし、残りの20人は血液サンプルと場合によっては脳脊髄液を送ったとのことである。

しかし、時間が経つにつれて、NIHの科学者は手を引いていったと患者（その医療従事者）は言う。ブリアンヌ・ドレッセンが神経学的検査のために予約していた9月の訪問は、遠隔医療に変更された。12月になるとナスは患者を送るのをやめるよう彼女に頼んだ。「このような患者には、地元の医師から治療を受けるのが一番です」と彼は彼女に手紙を出した。

患者にとってＮＩＨからの沈黙は苦痛であり、特に他の場所でケアを見つけるのに苦労していた。２０２１年春にＮＩＨを訪れた人は、「科学者達はデータを取って、私達を放置した」と語る。「治療法もなく、私の体に何が起きているのかも分からない」。何人かの患者が言うには、医師には何も提供できるものがなく、時には症状を想像上のものと断定することさえあった。

ナス氏は Science 誌に対し、ＮＩＨの施設は多数の患者を長期的に治療するための設備が整っていないと語った。その努力について医療従事者は言う。「ＮＩＨの２人の人間が行うには多すぎる」と。

患者の症例を記録したＮＩＨのデータは、まだ報告されていない。２０２１年3月にナスが最初に投稿した約30人のケースシリーズの掲載を、２つの一流医学雑誌が断っている。ナスは拒絶されたことを理解しているという。データは「単純明快なもの」ではなく観察研究だった。今月、科学者達は23人の症例シリーズを3番目の論文として投稿し、ナスは彼のグループがワクチン後の副作用の患者を含めるために、ロングコビッドのプロトコルの修正案を提出したという。

他の研究者は、科学界がこのような効果を研究することに不安を感じていることを指摘している。プレトリウスは言う、「誰もがこの問題を避けているのです」「私は多くの臨床医や様々な大学の研究者と話しましたが、彼らはそれに触れたがりません」。

ワクチン接種後に健康上の問題を抱える人々は、自分達の苦境に注目が集まることを歓迎している。ブリアンヌ・ドレッセンは言う、「あなたには醜い汚れがついていて、疎外され、見捨てられているのです」。「私はワクチン禁忌を引き起こすことを本当に恐れていました」と彼女は付け加える。

ヤーナ・ルーアレンダーもまた「やられた」と感じている。モデルナワクチンを一回投与した後、ドイツ、カッセルの微生物学大学院生は、ブリアンヌ・ドレッセンが経験した内部電気ショックの感覚、顔の部分麻痺、発作か脳卒中を起こすのではと思わせる筋力低下、激しい口渇、心拍と血圧の乱高下などの症状を呈した。医師は「検査で異常は見つからなかった」と彼女を見放した。彼女は自分の症状が、血圧や体液のバランスを調整するレニン−アンジオテンシン−アルドステロン系と呼ばれるホルモン系と重なっていることに気づき、ACE2が重要な役割を担っていることを突き止めたのである。彼女は最近、このシステムを標的とする自己抗体が彼女の症状を引き起こしているのではないか、と考えている医師と知り合いになった。

チェンは、ワクチン接種後の慢性的な問題について語る何十人もの人々から話を聞き、彼らの症状とロングコビッドの症状との間に重なる部分があることに説得力を感じている。そして今、彼女は意図的かつ科学的に答えを導き出したいと考えている。「私達は厳密さを保たなければなりません」と彼女は言う。「データが圧倒的に少ないのです」。

In rare cases, coronavirus vaccines may cause Long Covid–like symptoms
Brain fog, headaches, blood pressure swings are being probed by NIH and other researchers
https://www.science.org/content/article/rare-cases-coronavirus-vaccines-may-cause-long-covid-symptoms

コロナワクチンが重篤な後遺症を起こすことは、研究者でなくとも一般の方々がむしろよく知っているのではないでしょうか。実際に身の回りでも目にすることがあるからです。そして、後遺症を訴えても医師の反応が薄いことは、ワクチンの重い副反応に見舞われた方なら既に経験されているかもしれません。Science 誌の記事で触れられているワクチン後遺症のほとんどはコロナワクチンの作用機序から予測されるものであり、また実際報告されてきたものです。超一流の学術誌がこれまで知らなかったとは考えにくいです。むしろ認めざるを得ないところまで来ているのではないでしょうか。今回 Science 誌が取り上げたことは大きな前進でしょう。

(該当するブログ記事掲載 2022年1月30日)

コロナワクチンと急性肺塞栓症

コロナワクチン接種後に胸の痛みを訴える人がおられます。コロナワクチンの後遺症として心臓が原因の心筋炎や心膜炎が分かってきましたが、胸の痛みに加えて息苦しさがあるならば、あるいは肺が原因かもしれません。

肺血栓塞栓症は、身体の血流によって体内から運ばれてきた血栓によって肺動脈が閉塞する疾患です。多くの場合、血栓の全部または一部が、血流に乗って下大静脈・右心房・右心室を経由し、肺へ流れつき、肺動脈が詰まると肺塞栓症となります。肺動脈が詰まるとその先の肺胞には血液が流れず、ガス交換ができなくなり、その結果、換気血流不均衡が生じ動脈血中の酸素分圧が急激に低下、呼吸困難と脈拍数の上昇が起きます。典型的な症状としては、息苦しさや息を吸う時の鋭い痛みです。

肺血栓塞栓症（Pulmonary Embolism：ＰＥ）と深部静脈血栓症（Deep Vein Thrombosis：ＤＶＴ）を併せて、静脈血栓塞栓症（Venous Thrombosis：ＶＴＥ）と呼びます。ＤＶＴは、下肢や上腕その他の静脈（大腿静脈など）において血栓が生じ、静脈での狭窄・閉塞・炎症が生ずる疾患です。自覚症状が無いことも多く、飛行機内などで長時間同じ姿勢を取り続けることをきっかけにして発症する事例がよく知られており、エコノミークラス症候群やロングフライト血栓症と呼ばれることもあります。

肺塞栓症は、深部静脈血栓症と関連していることが多く、単独ではあまり見られません。血栓のリスクは、がん、長期安静、喫煙、脳梗塞、特定の遺伝的要因、妊娠、肥満などによって増加します。コロナ感染は高凝固性疾患であり、血栓塞栓症のリスク上昇と関連しています。

コロナワクチンのスパイクタンパクも血栓の原因となり、肺塞栓症の危険因子となります。コロナワクチン接種後の非誘発性ＰＥについての２つの症例を紹介します。

「ＣＯＶＩＤワクチン接種後の孤立性肺塞栓症：急性肺塞栓症後の合併症と経過観察についての２つの症例報告と再考」

急性肺塞栓症（ＰＥ）は低酸素性呼吸不全を起こし、救急外来を受診する原因となることが多い。ＣＯＶＩＤ-19の大流行以来、その発生率は増加傾向にある。ＣＯＶＩＤ感染は血栓促進状態を示すが、ＣＯＶＩＤワクチンの導入により、誘発性のない静脈血栓形成のリスクが高まり、肺塞栓症のリスクも増加した。ＰＥは、ほとんどが深部静脈血栓症（ＤＶＴ）と関連しており、文献上では孤立性またはDe novo PEは数例しか存在しない。今回、ＣＯＶＩＤ-19の接種に伴い単独でＰＥを発症した2例を報告する。ＣＯＶＩＤ-19ワクチン接種後数日から数週間後に低酸素性呼吸不全を呈した患者において、孤立性ＰＥを疑う必要性を強調し、慢性血栓塞栓性肺高血圧症（ＣＴＥＰＨ）の評価における退院後のフォローアップの重要性を強調することが目的である。

症例１

高血圧、2型糖尿病、高コレステロール血症の既往歴がある61歳の男性が、失神発作の後、救急外来を受診した。5日前に労作時の息切れの悪化、無気力、両側ふくらはぎの痛みを訴えていた。なお、これらの症状は nCoV-19 ワクチン ChAdOx1 2回目接種の8日後に始まった。血栓塞栓症の家族歴は無く、非喫煙者であり、アルコール摂取量は14単位/週未満である。身体所見では、低酸素症で酸素飽和度は89%であった。呼吸数は19回/分、無熱、心拍数114回/分の頻脈、血圧は165/95㎜Hgであった。さらに診察したところ、肺野は明瞭で、下肢の腫脹や圧痛はない。その他の全身検査所見に異常は無かった。酸素飽和度は、鼻カニューレによる6Lの酸素補給で94%以上を維持した。検査所見では、D-ダイマー2156(0-230ng/㎖)、トロポニン18・6(2-11ng/L)、CRPおよびLDHが上昇した。COVID PCRは陰性であった。血小板数は正常-216(150-450×109/L)であった。心電図(ECG)は洞性頻脈と軽度の外側ST低下を認めた。

胸部CTでは、両葉の分枝および亜分枝に、広範な肺塞栓症に準じた複数の充填欠損が認められた。心エコー図では、右心筋緊張、肺圧上昇PASP40-45㎜Hg、軽度の三尖弁逆流が有意であった。下肢のドップラー検査ではDVTは陰性であった。低分子量ヘパリンの投与を受けた。アピキサバンを服用して退院した。3ヶ月後の心エコー検査が手配された。患者は静脈血栓塞栓症クリニックと心臓病クリニックでフォローアップを受けるよう勧められた。ＭＨＲＡのイエローカードが作成された。

症例２

過去に高血圧の既往がある51歳の男性が、24時間以内の急性発症の息切れと咳で救急外来を受診した。救急隊に連絡し、救急隊員は安静時の室内での酸素飽和度が75％であることを指摘した。患者は発熱、胸痛、四肢の腫脹、四肢の疼痛を否定した。発症の４週間前にChAdOx1 nCoV-19ワクチンの１回目を接種していた。生涯非喫煙者であり、活動的な生活を送っていた。血栓の家族歴はない。

身体所見では、安静時呼吸数24回／分、頻脈１０２回／分、血圧１３８／95㎜Hg、平熱36・３℃の中年男性であった。胸部所見は両側クラックル陽性であった。心音は正常で、頸静脈圧の上昇もなかった。その他の身体所見は特記すべきことはなかった。検査では、動脈血ガスで１型呼吸不全、胸部Ｘ線所見は両側肺炎と一致、炎症マーカーＣＲＰ１０６（０〜６㎎／Ｌ）、血小板数２９４（１５０〜４５０×１０９／Ｌ）、好中球８・１（１・75〜７・５×１０９／Ｌ）、Ｄ-ダイマー５５３８（０〜２３０ng／ml）上昇を認めた。胸部Ｘ線所見では両側の肺に浸潤があり、硬化と粉砕性の混濁が認められる。

胸部ＣＴ血管造影では両側肺塞栓症と一致する遠位左右主肺動脈に複数の充填欠損を認め、肺右葉の硬化を伴う。心電図では洞性頻脈で急性期のＳＴ変化は認められなかった。

心エコー図では右心筋の歪みや局所壁運動異常は認められず、駆出率は正常、軽度のLV拡張機能障害、弁膜症は認められなかった。

両側下肢のドップラー検査ではDVTの所見はなかった。低分子ヘパリンを投与し、細菌性肺炎をカバーするために抗生物質を静脈内投与した。臨床的に改善し、酸素吸入を中止し、退院時にアピキサバンに切り替え、3ヶ月後に心エコー図を予定し、循環器内科と静脈血栓塞栓症クリニックでフォローアップを行った。

(Isolated pulmonary embolism following COVID vaccination: 2 case reports and a review of post-acute pulmonary embolism complications and follow-up Ifeanyi et al. (2021) J Community Hosp Intern Med Perspect. https://www.ncbi.nlm.nih.gov/pmc/articles/PMC8604520/)

コロナワクチンに使われるスパイクタンパクは血管毒性を持ち、血栓の原因となります。スパイクタンパクによる血栓が肺に達したものが肺塞栓症と考えられます。こうした作用機序から、コロナワクチンは、肺塞栓症の潜在的な危険因子となります。

血栓症の発症とワクチン接種のタイミングは非特異的です。血栓症の多くは7~10日目に発症することが報告されていますが、本例は初回接種から4週間後、2回目の接種から8日以内に発症しました。このように、血栓ができるタイミングはワクチン接種後すぐとは限らず、遅れて発症することもあります。

２つの症例の検査で用いられているＤ‐ダイマー（Ｄ‐Ｄダイマーとも呼ばれる）は、血液凝固に関わるタンパクであるフィブリンが分解される際の生成物であり、血液検査において血栓症の判定に用いられます。心筋の損傷を免疫測定法によって確認するための感受性が高いバイオマーカーは心筋トロポニンＩと心筋トロポニンＴです。トロポニンは骨格筋と心筋のカルシウムイオンによる収縮制御に中心的な役割を担うタンパク質複合体です。

コロナワクチン接種後の胸の痛みや息苦しさについてはＳＮＳ上などでも散見されますが、そういった症状のある人はＤダイマーやトロポニンの検査が必要でしょう。また、激しい運動は控えるなどの注意が必要と思われます。

（該当するブログ記事掲載　２０２２年７月４日）

コロナワクチンと男性不妊

コロナワクチンの脂質ナノ粒子が最も蓄積する場所の１つが卵巣です。卵巣に運ばれたワクチンがスパイクタンパクを発現すると、卵巣が免疫系の攻撃対象になります。スパイクタンパクが結合する受容体ＡＣＥ２（アンジオテンシン変換酵素‐２）は精子の運動性や卵の成熟に働くホルモンを作るため、スパイクタンパクによるＡＣＥ２の阻害も不妊症をもたらす可能性があります。このように、コロナワクチン接種がもたらす女性の不妊への影響は以前より懸念されてきました。

さて、今回は女性ではなく男性の話です。コロナワクチン接種後の精子の量や運動性を調査した論文が発表されました。コロナワクチン接種が男性の生殖能力の低下に繋がる恐れがあるという報告です。

「精液提供者におけるCovid−19ワクチン接種 BNT162b2 の精液濃度および総運動数への一時的な障害について」

背景：Covid−19ワクチンの開発は、注目すべき科学的成果である。しかしながら、男性の生殖能力に悪影響を及ぼす可能性が指摘されている。

目的：精液提供者（SD）において、covid−19 BNT162b2（ファイザー）ワクチンの精液パラメータへの影響を調査すること。

調査方法：この後ろ向き縦断的多施設コホート研究の対象となったのは、3つの精子バンクにおいて37人のSDから提供された216のサンプルである。BNT162b2 ワクチン接種は2回行われ、2回目の接種から7日後にワクチン接種が完了するとされた。本試験は4つのフェーズで構成された。T0はワクチン接種前のベースライン・コントロール（SDあたり1〜2個の初期サンプルを含む）。T1、T2、T3は短期、中間、長期である。短期、中期、長期については、それぞれ、ワクチン接種完了後15〜45日、75〜125

日、145日以上経過したドナーの精液を1〜3検体ずつ採取した。主要評価項目は精液パラメータとした。①一般化推定方程式モデル、②各期間における各ドナーの最初のサンプルおよび③サンプルの平均値をT0と比較する3つの統計解析が行われた。

結果：反復測定により、T2において精子濃度がT0と比較して15・4%減少し（信頼区間（CI）−25・5%〜3・9%、p＝0・01）、総運動数22・1%減少（CI −35%〜−6・6%、p＝0・007）することが判明した。同様に、最初の精液サンプルのみおよびドナーごとの平均サンプルの分析では、T0と比較してT2では濃度および総運動精子数（TMC）が減少した。最初のサンプル評価では中央値でそれぞれ1200万／mlおよび3120万の運動精子が減少し（それぞれp＝0・02および0・002）、サンプル平均検査では中央値で950万／mlおよび2730万の運動精子が減少した（それぞれp＝0・004および0・003）。T3評価では、全体的に回復していることが確認された。精液量および精子運動率は低下していなかった。

考察：SDを対象とした本経時的研究により、ワクチン接種後3ヶ月に一時的に精子濃度とTMCが選択的に低下し、その後回復することが多様な統計解析により検証された。

結論：BNT162b2ワクチン接種後の全身性免疫反応は、一過性の精液濃度およびTMCの低下の原因として妥当である。長期的な予後は良好である。

(Covid-19 vaccination BNT162b2 temporarily impairs semen concentration and total motile count among semen donors Gat et al. (2022) Andrology https://onlinelibrary.wiley.com/doi/10.1111/andr.13209)

この研究は、イスラエルの3つの精子バンク（SB）（Shamir（#1）、Sheba（#2）、Herzlyia（#3）Medical Centers）からの精子ドナー（SD）を対象としています。検体は、30～60分間液化した後、精液量をシリンジで測定し、次に、精液サンプルをマクラーチャンバーに滴下して、精子濃度、運動性、総運動数を評価しています。全てのドナーは精液提供の前にPCR検査を受けていますが、陽性例はここでは記録されていません。

ドナーがワクチン接種を完了したとみなされたのは2回目の接種（2021年2月1日から4月16日の間）から1週間後です。本試験は4つのフェーズで構成されています。基準となるのはワクチン接種前のT0（1～2個の初期サンプル）です。その後、3つの時間枠で解析されました。ワクチン接種日から15～45日（短期）がT1、75～125日（中期）がT2、145日以上後（長期）がT3となります。それぞれの時間枠にはドナーあたり1～3個の試料が含まれていました。3回目のブースターワクチン接種後の精子ドナーは本試験から除外されています。

本研究での精子ドナーは合計37人。精子バンク#1では9人の精子ドナーが合計60サンプルを提供し、精子バンク#2および#3ではそれぞれ12人と16人の精子ドナーが78サンプルを提供し、合計216サンプルを提供しました。この研究の対象は基本的に若い男性であり、精子ドナーの平均年齢は26・1±4・2歳です。

精液サンプルは都度各数値のばらつきが大きくなります。このために、著者らはドナーごとに繰り返し測定し、複数の統計的アプローチをとっています。最初の解析では、基準としてT0と比較したワクチン接種後の変化を評価するために、繰り返し測定を行いました。T1とT0の間に有意な変化は示されませんでした。しかし、T0と比較して精子濃度はT2（中期）で15・4%減少し（CI -25・5%~3・9%）、T3（長期）で15・9%減少しました（CI -30・3%~1・7%）。精子運動率はT2で1・9%減少し（CI -4・9%~1・7%）、T3で4・1%減少（CI -8・2%~0・1%）。また、精子の総運動精子数もT2で22・1%減少し（CI -35%~6・6%）、T3で19・4%減少しました（CI -35・4%~0・6%）（図表4-1）。

図表4-2は精液サンプルの中央値やパーセンタイルに焦点を当てたものです。図表4-2では、T0の数値からT1、T2、T3の数値を引いています。それぞれの時期での精子の数や能力の低下は図の中で「プラス」の数値として表されています。筆者らは図表4-2と図表4-1でプラスとマイナスで反対の表記を取っており、そのために一見分かりにくくなっています。T2での精子濃度と総運動精子数では有意な変化が見られました。中央値でそれぞれ950万／mlと2730万個の運動精子が減少しています（p=0・004と0・003）。

筆者らはT3（長期間後）ではこれらの数値が回復したと文中で記しています。ただし、T

		変化	95%信頼区間		p値
精液量	T0[2]	参照			
T1: 短期 (接種後15～45日)	T1	10%	−3.9%	25.8%	0.214
T2: 中期 (接種後75～125日)	T2	−4.5%	−14.7%	7%	
T3: 長期 (接種後145日以上)	T3	9%	−6.3%	26.8%	
精子濃度	T0	Ref			
	T1	−14.5%	−27.9%	1.4%	**0.044**
	T2	**−15.4%**	**−25.5%**	**−3.9%**	
	T3	−15.9%	−30.3%	1.7%	
精子運動率	T0	Ref			
	T1	2.7	−1	6.6	0.058
	T2	−1.9	−4.9	1.7	
	T3	−4.1	−8.2	0.1	
総運動精子数	T0	Ref			
	T1	−2%	−19.9%	20.1%	**0.027**
	T2	**−22.1%**	**−35%**	**−6.6%**	
	T3	−19.4%	−35.4%	0.6%	

コロナワクチン接種後、中長期に渡って精子濃度、精子運動率、総運動数が低下している

図表4－1　反復分析によって測定され、T0を基準として比較されたパーセンテージと絶対値の変化（全サンプル）

		中央値	25パーセンタイル（最下位から1/4の数値）	75パーセンタイル（最上位から1/4の数値）	p値
精液量 (ml)	T0-T1	0	−0.95	0.45	0.54
	T0-T2	0.2	−0.4	0.8	0.058
	T0-T3	0	−0.5	0.43	0.66
精子濃度 (x 10^6/ml)	T0-T1	6.3	−9.46	27.5	0.15
	T0-T2	**9.5**	**2.75**	**21.25**	**0.004**
	T0-T3	2.25	−11.1	37.3	0.34
精子運動率 (%)	T0-T1	−2.1	−9.4	4.7	0.28
	T0-T2	5	−4.4	8.25	0.29
	T0-T3	−2.5	−5	6	0.91
総運動精子数 (x 10^6)	T0-T1	3.3	−22.8	24.9	0.72
	T0-T2	**27.3**	**1.9**	**46.1**	**0.003**
	T0-T3	−6.7	−23.5	28.4	0.99

T2で精子濃度が950万/ml減少

T2で精子総運動数が2730万減少

T0から引いているので、数値の低下は「プラス」で表される

T3で中央値は回復？

上位の集団で精子の能力が低下している可能性もある

T3のp値が高すぎるので、T3で中央値が本当に回復したかどうかは不確か

図表4－2　T1、T2、T3対T0の中央値の違い（各時間枠におけるドナーごとのサンプル平均）

3のp値が0・34、0・91、0・99（！）と高すぎます。p値はある事象が偶然ではなく必然に起きていることを示すための数値です。つまり、「活動精子が回復したという事象」が偶然である確率が34％、91％、99％ということになります。このように、時間経過により生殖能力が本当に回復したかどうかは実際は定かではありません。

以下、論文内で使われている統計についてもう少し詳しく説明していきます。「平均値」は一般的な用語ですが、「中央値」や「パーセンタイル」は普段あまり聞かない言葉でしょうか。これらを説明すると、中央値は英語でメディアン（median）で、値を大きさの順に並べ「順位が中央になる値」のことです。パーセンタイルも同様の概念です。75パーセンタイルは「順位が

ちょうど75％になる値」、つまり最上位から数えて数値の順位が１／４に当たる数値です。25パーセンタイルは「順位がちょうど25％になる値」、すなわち最下位から数えて数値の順位が１／４に当たる数値です。

一位の数値が極端に異なる場合、平均値は大きく影響を受けます。例えば、年収３００万円の10人の集団に年収１兆円の人が加わると平均年収は９０９億円に跳ね上がります。これに対して中央値は３００万円のままです。中央値のメリットは極端に外れた値を無視できることであり、反対にデメリットは極端に外れた値を無視してしまうことです。つまり、平均値では大きく差が出ていても中央値では差が少ないように見えることもあるのです。

この研究はコロナワクチン接種後に精子の量、運動性に問題が生じる可能性を指摘しています。しかし、ワクチン接種後長期間で、活動精子の数や能力は平均値では大きく下がっているのに対し、中央値では下がっているようには見えません。表４-２のワクチン接種後長期間のデータはさすがにp値が高すぎます。ワクチン接種後長期間での生殖能力が回復したというのは参考データ程度に考えた方が良いでしょう。

あるいは中央値と平均値のデータが両方正しいと仮定してみます。この場合、多くの人では変化がなくとも、一部の人で活動精子が大きく低下していることになります。生殖能力が極端に低下する人が存在した場合、それは中間値やパーセンタイルに反映されずに、平均値にのみ反映されてもおかしくありません。この研究の範囲では、精子の量、質の低下はワクチン接種者全員に当てはまるものではないと考えられます。大多数のワクチン接種者では精子の量、質の低下は一時的なものですが、対照的に極端に生殖能力を障害する人が出てくる可能性があります。特に精子の量や質で上位にあった人の精子能力の低下が激しいのではないでしょうか。

この研究は半年間の研究であり、その後はどうなるかは現時点では不明です。またこの研究ではブースター接種者は除外されています。ワクチン接種を「繰り返すこと」でどのくらい生殖能力が低下するのかもまだ分かりません。

この論文内の図表4-1と図表4-2は「プラス」と「マイナス」の表記が反対になっています。正直その意図は理解に苦しみますが、もしかすると筆者らは故意に分かりにくく表記しているのかもしれません。サンプル数も膨大ではないので、むしろ全てのデータをグラフにプロットした上で、平均値、中央値、パーセンタイルを併記していたなら全体像も詳細も分かりやすかったのではと思います。論文で重要なものはデータです。そして、データから導き出される事象全てが本文中に記されているわけではありません。図表4-2の結果は一見、図表4-1の結果と食い違い、コロナワクチン接種後時間が経つと精子能力が回復するようにも受け取れますし、要旨にもそのように書かれています。実際、こういう主張が無いと極端に査読を通りにくいのではないかと推測します。アカデミックの科学の世界もコロナ騒動の一端を担っています。暗号を読み解くくらいの知恵がないと、コロナワクチン関係の論文の本当の意味にたどり着けないのです。

この研究から読み取れることは多いです。ワクチン接種後変わらず元気にしている人もいるでしょう。対照的に極端に体調を崩し長引く後遺症に悩んでいる人もいます。集団内にこれだけ多様性があり、ワクチンの副反応の個人差が大きいので、ワクチン接種後でも現在元気な人にはワクチン後遺症が理解できないのです。ただこれは確率の問題であり、またタイミングの問題の可能性もあります。時間が経つにつれて、コロナワクチン後遺症の真実が明らかになってくるのではないかと考えます。

（該当するブログ記事掲載 2022年8月1日）

コロナワクチン接種後の心筋炎および心膜炎の年齢および性別による危険度

コロナワクチン接種後に胸の痛みを訴える人がおられます。胸の痛みに加えて息苦しさがあるならば、肺の血栓が原因かもしれません。あるいは、心臓が原因となる心筋炎や心膜炎のためかもしれません。心臓自体は痛みを感じませんが、周辺の筋肉や組織から痛みを感じることがあります。

脊椎動物の血管は動脈と静脈、そして動脈と静脈の間をつなぐ毛細血管から構成されます。血液循環系の中枢器官であり、血液循環の原動力となるのが心臓です。コロナワクチンから産生されたスパイクタンパクが心臓に取り込まれた場合は、抗体依存性自己攻撃によって心臓を損傷する可能性があります。

心筋は心臓を構成する筋肉であり、心膜は心臓を包む結合組織性の膜です。心筋炎、心膜炎はこれらの炎症性疾患です。「心臓癌」という言葉をめったに聞くことがないように、心臓の癌は本来非常に稀です。それは心臓を構成する心筋の細胞は増殖をしない細胞だからです。マウスの実験レベルでは例外も見つかっているのですが、基本的にヒトの大人の心筋細胞は増殖しません。そのため一度損傷した心筋は回復するのが難しいのです。

フランスにおけるコロナワクチン接種後の心筋炎および心膜炎の後ろ向きコホート研究を紹介します。多くのコホート研究ではワクチン接種後の二週間ほどの期間を「未接種」として扱い、ワクチン接種直後のいわゆる「魔の二週間」の副反応を未接種者の病気扱いとしています。これに対し、この研究では珍しくコロナワクチン接種後一週間とそれ以後の期間を区別して統計解析しています。そのためワクチン接種直後の一週間に何が起こっているかを公正に知ることができます。

「Ｃｏｖｉｄ－19メッセンジャーＲＮＡワクチン接種後の心筋炎および心膜炎の年齢および性別による危険度」

Ｃｏｖｉｄ－19 ｍＲＮＡワクチンの接種後に心筋炎および心膜炎を発症した症例が報告されている。ワクチン接種キャンペーンはまだ拡大していないため、ワクチン別、性・年齢層別の関連性を包括的に評価することを目指した。全国の病院退院データとワクチンデータを用いて、２０２１年5月12日から２０２１年10月31日までの期間にフランスで発生した心筋炎１６１２例と心膜炎１６１３例の全てを分析した。マッチドケースコントロール研究を行い、ワクチン接種後１週間、特に2回目の接種後に心筋炎と心膜炎のリスクが上昇し、心筋炎の調整オッズ比はBNT162b2ワクチンで８・１（95％信頼区間［CI］、6・7〜9・9）、mRNA-1273ワクチンで30（95％ CI、21〜43）であったことを見いだした。mRNA-1273ワクチン接種後の心筋炎については、18〜24歳において最も大きな関連が観察された。ワクチン接種に起因する過剰症例の推定では、他の年齢層や男女ともに心筋炎と心膜炎の両方がかなりの負担になっていることも明らかになった。

(Age and sex-specific risks of myocarditis and pericarditis following Covid-19 messenger RNA vaccines Vu et al. (2022) Nature Communications https://www.nature.com/articles/s41467-022-31401-5)

フランスにおけるコロナワクチン接種は、２０２０年後半に始まりました。当初は高齢者や弱者、医療従事者に限定されていましたが、２０２１年5月12日からは18歳以上、6月15日からは12歳以上の全人口に接種が開放されました。それから２０２１年10月31日までの間に、12歳から50歳の３２００万人の中で、ファイザーワクチンの初回接種２１２０万回（2回目１９

30万回）、モデルナワクチンの初回接種286万回（2回目258万回）が行われました。

2021年10月31日の時点で、フランスでは約5000万人（対象者の88％、つまり12歳以上）が2回接種を受けたことになります。同期間にフランスでは、心筋炎1612例（うち87例［5・4％］は関連診断として心膜炎もあった）と心膜炎1613例（37例［2・3％］は関連診断として心筋炎があった）が記録されています。これらの症例をそれぞれ1万6120人および1万6130人の対照者とマッチングさせました。

この研究の目的は、フランスの全国的な退院データとワクチンデータを用いて、ファイザーとモデルナのmRNAコロナワクチンと心筋炎および心膜炎のリスクとの年齢および性別に応じた関連性を推定することです。このコホート研究はワクチン接種の1～7日後および8～21日後を対象としています。ワクチン接種後の短期間に注目していることがこの研究の重要なポイントです。

オッズ比とは、ある事象の起こりやすさを2つの群で比較して示す統計学的な尺度です。オッズは確率論で確率を示す数値であり、臨床試験の結果を示す方法としてよく用いられます。もともとはギャンブルなどで見込みを示す方法として使われており、失敗b回に対して成功a回の割合の時に比a／bとして定義されました。このように、オッズはある事象の起こる確率pと起こらない確率1-pとの比（p/（1-p））を意味します。オッズ同士の比がオッズ比です。

いずれのワクチンも、接種後7日間で心筋炎および心膜炎のリスクが上昇しました。リスクの上昇は2回目接種後に顕著です。

心筋炎のリスクは、男女ともにワクチン接種後1週間以内に大幅に増加しました（図表4−3）。モデルナワクチンの2回目の接種に関連するオッズ比は一貫して最も高く、18歳から24歳の男性と女性ではそれぞれ44（95％CI、22〜88）および41（95％CI、12〜140）でしたが、それ以上の年齢層でも高いままでした。ファイザーワクチンの2回目の接種のオッズ比は12〜17歳の男女ではそれぞれ18（95％CI、9〜35）および7・1（95％CI、1・5〜33）でしたが、年齢とともに減少する傾向がありました。

心膜炎のリスクは、男女ともmRNAワクチンの2回目投与後の最初の1週間でも増加していました（図表4−4）。ファイザーワクチンの2回目の接種のオッズ比は、12歳から17歳の男女でそれぞれ6・8（95％CI、2・3〜20）および10（95％CI、2・5〜41）でした。年齢と共に低下傾向があります。

図表4−5は性・年齢別に推定されたワクチンに起因する過剰症例数です。12歳から17歳の思春期男子に投与した10万回当たりの心筋炎の過剰症例数は、ファイザーワクチンの2回目投与で1・9（95％CI、1・4〜2・6）、18歳から24歳の若年成人ではファイザーワクチンの2回目で4・7（95％CI、3・8〜5・8）、モデルナワクチンの2回目で17（95％CI、13〜23）に達しました（図表4−5）。これは、12−17歳の間ではファイザーワクチンの2回目の接種5万2300（95％CI、3万8200〜7万4100）あたり1例のワクチン関連心筋炎に、

18–24歳の間ではファイザーワクチンの2回目の接種2万1100（95％CI、1万7400〜2万6000）およびモデルナワクチンの2回目の接種5900（95％CI、4400〜8000）となります。

過剰症例の推定値は、若い年齢層で比較的高くなっています。18歳から24歳の女性では、10万回接種あたりの心筋炎過剰症例数の推定値は0・63（95％CI、0・34〜1・1）に達し、ファイザーワクチンの2回目投与では15万9000［95％CI、9万8000〜29万4400］回につき1例、モデルナワクチンの2回目投与では5・3［95％CI、3・0〜9・1］回につき1例（1万8700［95％CI、1万1000〜3万3400］回に対応）でした。退院後30日間の追跡調査により、心筋炎例では4例（0・24％）、心膜炎例では5例（0・31％）の死亡が報告されています。そのうち、心筋炎で3名、心膜炎で2名が入院中に死亡しています。

この研究で、ファイザーおよびモデルナのmRNAワクチンの接種が、接種後1週間以内の心筋炎および心膜炎のリスク上昇と関連していることが分かりました。この関連性は男性、女性ともに2回目の接種後に特に顕著であり、また、若年層ほどリスクが高い傾向が認められました。30歳以上の男性ではワクチン接種後に心筋炎を、30歳以上の女性では心膜炎を発症する有意なリスクがあり、ワクチン接種後の急性心筋炎のリスクが若い男性における心筋炎に限定されないことも分かりました。

第一に、コロナや他の呼吸器系ウイルスが流行していない時期でも、ワクチン接種と心筋炎

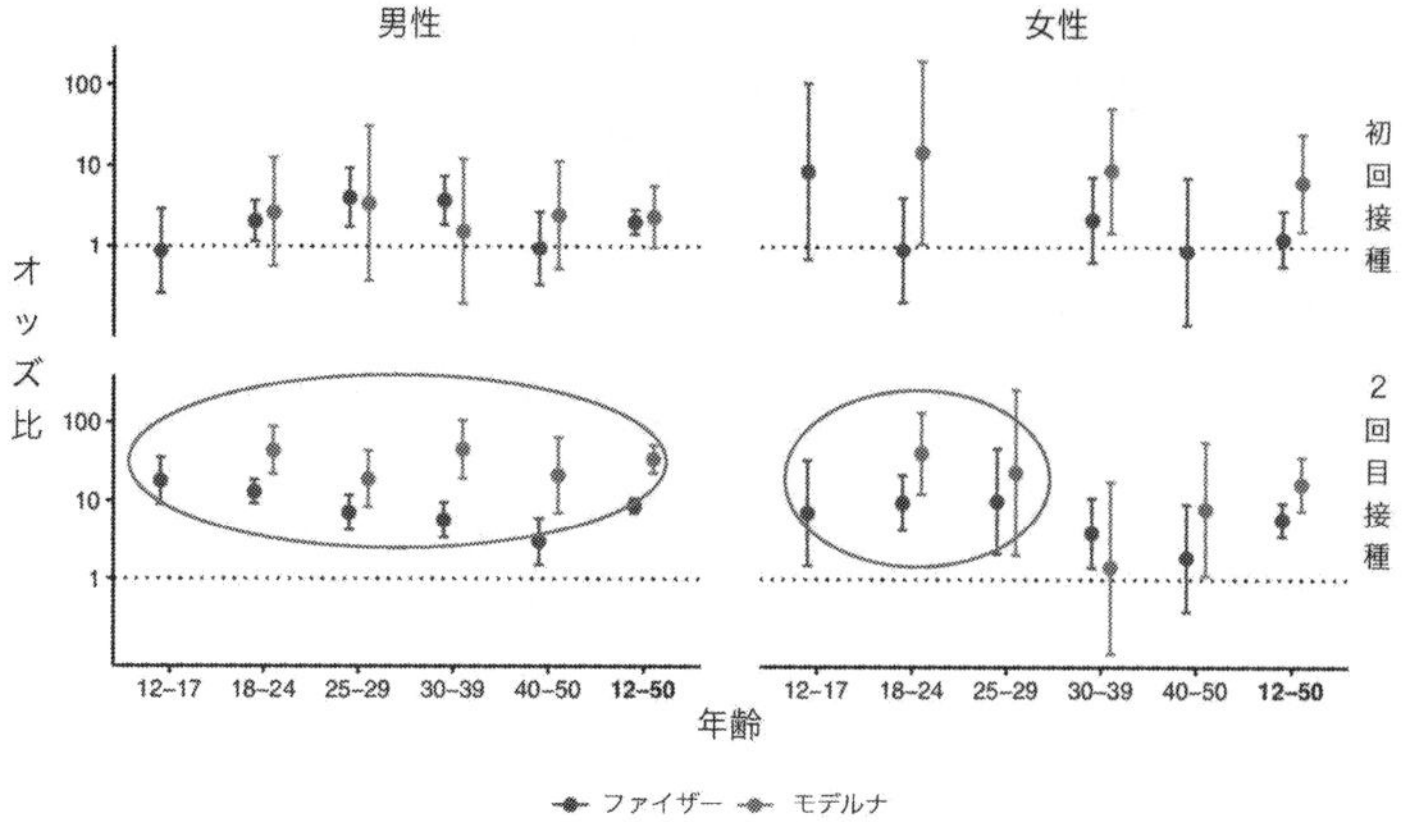

図表4－3　心筋炎と7日以内のmRNAワクチンへの曝露との関連性（性・年齢層別）

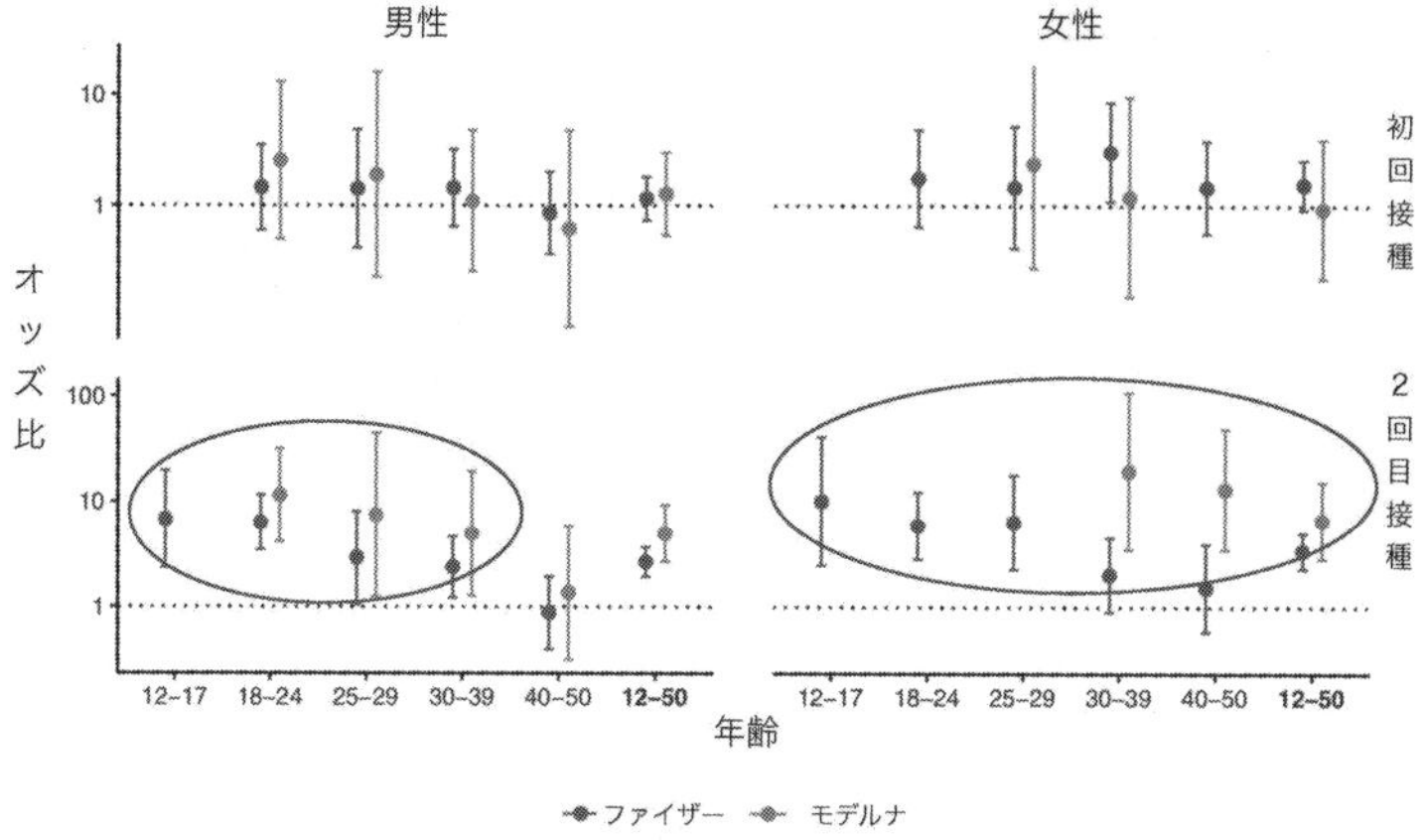

図表4－4　心膜炎と7日以内のmRNAワクチンへの曝露との関連性（性・年齢層別）

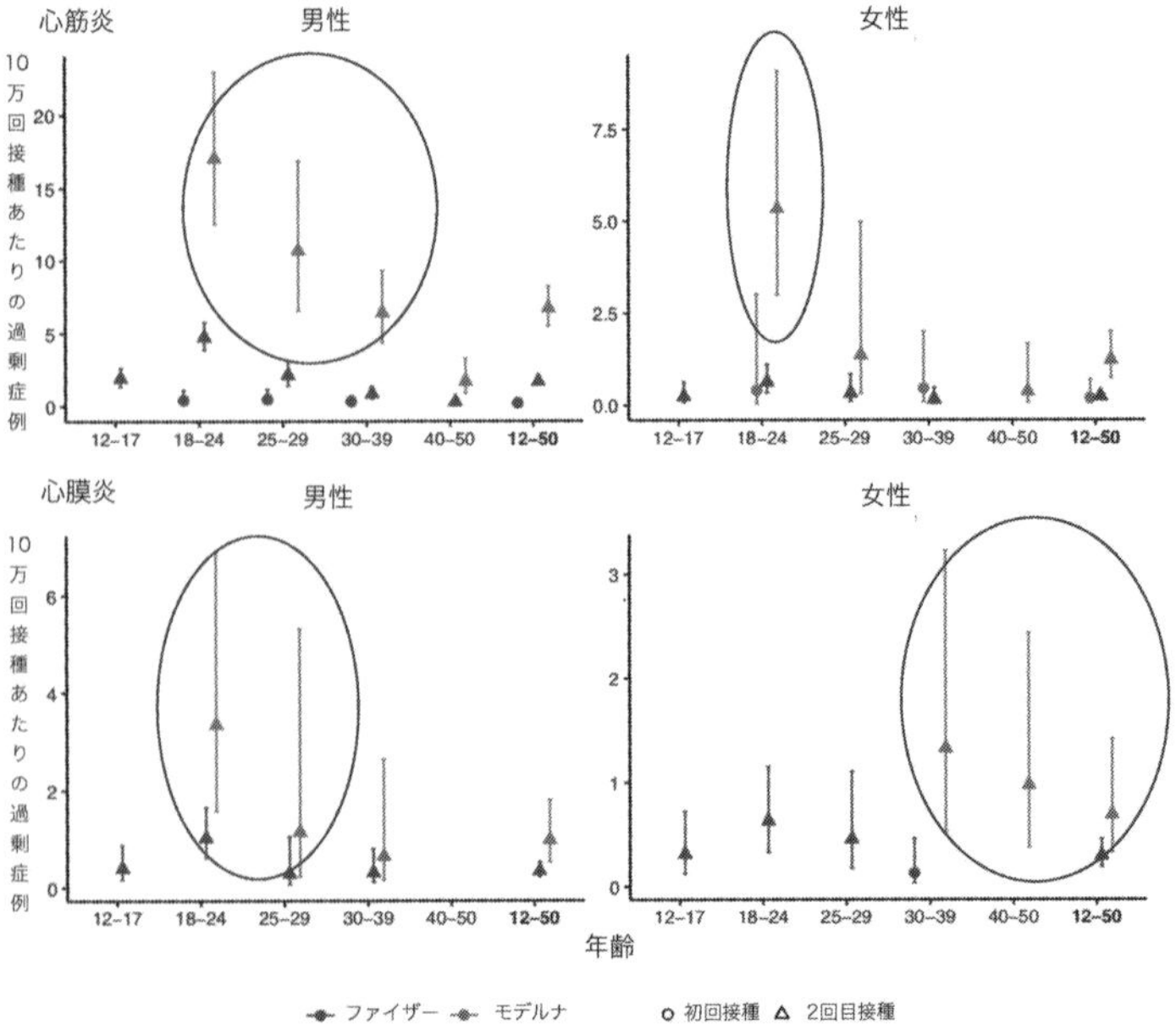

図表4−5　10万回接種あたりの性・年齢別のmRNAワクチンに起因する心筋炎および心膜炎の過剰症例

および心膜炎発症が見られました。第二に、ワクチン接種から入院までの経過時間は短く、第三に、ほとんどの場合、曝露後7日目以降には関連が見られませんでした。第四に、特に2回目のワクチン接種は心筋炎、心膜炎のリスク上昇と関連していました。これらの要因が本研究におけるコロナワクチン接種と心筋炎および心膜炎のリスクとの因果関係の仮説を支持する理由です。

しかしながらこの研究にはいくつかの限界があります。第一に、この研究に含まれる症例は入院に関連した診断コードに基づいてのみ同定されているため、入院を必要としない無症状あるいは軽症の心筋炎や心膜炎は統計に含まれません。第二に、潜在的な長期的影響については調査できていません。第三に、コロナブースターワクチン接種は調査の対象となっていません。

結論として、本研究は、男女ともにmRNAワクチンによるコロナワクチン接種後の1週間、特にモデルナワクチン2回目の接種後に心筋炎および心膜炎のリスクが増加するという強い証拠を提示するものです。今後、長期間の観察に基づいて、ワクチンの増量に関連するリスクを調査し、これらのワクチン接種後の急性炎症の長期的な影響を監視することが必要でしょう。

心筋炎は、多くは風邪様の症状や消化器症状などの前駆症状を伴いますが、自覚症状が無い場合もあります。前駆症状の1〜2週間後に、胸痛、心不全症状、ショック、不整脈などの症状を呈します。心筋炎は特徴的な所見に乏しい疾患ですので、本人も心筋炎の発症に気付かない可能性があります。実際にコロナワクチン接種者の心筋炎として統計に表れているのは氷山の一角ではないでしょうか。

繰り返しますが、この研究の重要な点は、ワクチン接種直後から1週間後までの統計を観察していることです。以前紹介したコホート研究でもワクチン接種後2週間までの期間が未接種扱いになっていました。実際、この「魔の二週間」の期間にはワクチン接種による短期の副反応が集中します。もしこの研究も「魔の二週間」を未接種扱いにしていたならば、ワクチン未接種者が謎の心筋炎を発症し、未接種の方がワクチン接種者よりも心筋炎を多く発症という結論になるのではないでしょうか。そうした場合、ワクチン接種者を未接種に含めるトリックを使った悪質な詐欺とも受け止められます。

（該当するブログ記事掲載　2022年8月30日）

5章　コロナワクチンとプリオン病

コロナワクチンによるプリオン病と神経変性の可能性について

コロナワクチンのスパイクタンパクは血管を障害する毒性を持ち、脳の血管を傷付けることで頭痛、吐き気、めまいやブレイン・フォグを引き起こしたり、脳梗塞などの原因となることがあります。これは短～中期の副反応です。脳に対する長期的な副反応としては、スパイクタンパクがプリオンとして作用し、脳変性を起こす可能性が指摘されています。これはスパイクタンパクのアミノ酸配列から推定されるもので、接種から長期間が経過してみないと実際には分からないことの一つです。プリオンは微量の摂取でも長い時間の末にプリオン病を発症することが知られており、将来的な不安要素になります。

プリオンによって引き起こされる代表的な病気は「狂牛病」で、これはウシの病気です。正式には「牛海綿状脳症（ＢＳＥ）」と呼ばれます。ヒトの代表的なプリオン病は「クロイツフェルト・ヤコブ病（ＣＪＤ）」です。全身の不随意運動と急速に進行する認知症を主徴とする中枢神経の変性疾患で、孤発性または家族性で生じ、脳組織が海綿（スポンジ）状に変性します。クロイツフェルト・ヤコブ病は１９２０年代初頭にドイツの神経病理学者クロイツフェルトとヤコブによって発見されました。長い潜伏期間を経て発症しますが、発症してからの平均余命は1～2年あまりです。根治療法は現在のところ見つかっていません。

クロイツフェルト・ヤコブ病と似た病気にクールー病があります。これはもともとパプアニューギニアの風土病として知られていました。ニューギニア島では葬儀の際に追悼の為に死者の脳を食べる習慣があったのですが、この食人の習慣をやめたところ、クールー病は発生しなくなりました。そのためクールー病患者の脳を食べることによりクールー病が伝染するのではないかと推測されたのです。

また、クロイツフェルト・ヤコブ病には医療行為を原因として感染する医原性の感染経路も知られています。ドイツ、ブラウン社製のヒト乾燥硬膜（ライオデュラ）を移植された患者の多数がクロイツフェルト・ヤコブ病に感染した事故は世界的な問題となりました。

「狂牛病（牛海綿状脳（ＢＳＥ））」は１９８６年にイギリスで初めて発見され、家畜であるウシの間で急増しました。その後１９９３年にはイギリスで15歳の少女の「クロイツフェルト・ヤコブ病（ＣＪＤ）」の発症例が報告されました。変異型クロイツフェルト・ヤコブ病は主に英国で発生し、２０２０年の時点までの英国での死者は、推定を含めると１７８名になります。基本的には非常に稀な病気であるため、狂牛病の牛肉を食べたことにより狂牛病が人間に伝播した可能性が推察され、当時大きな社会問題ともなりました。日本でも米国からの牛肉の輸入が禁止され、牛丼チェーン店によっては牛丼がメニューから消えたりといったことが記憶にある方もおられるでしょう。狂牛病の感染源は飼料として与えたスクレイピー感染羊の汚染肉骨粉と考えられています。ウシのプリオン病は狂牛病ですが、ヒツジやヤギのプリオン病が「スクレイピー」です。どちらも脳神経の変性による病気です。確率は高くはないのですが、このように種を超えて感染することもあり得るのです。

1960年代、放射線生物学者のティクバー・アルパーと生物物理学者のジョン・スタンレー・グリフィスは、伝達性海綿状脳症の原因は細菌でもウイルスでもなくタンパク質のみからなる感染性因子によって引き起こされる、という仮説を提唱しました。スクレイピーやクロイツフェルト・ヤコブ病を引き起こす謎の感染性因子は、核酸を損傷するはずの紫外線放射に耐性を持つため、遺伝子を持たない感染因子であると考えられたのです。1982年カリフォルニア大学サンフランシスコ校のスタンリー・B・プルシナーは、仮説上の存在だった感染性因子の精製に成功し、これを「プリオン（prion）」と命名しました。「タンパク質（プロテイン）による感染性因子」という意味です。プリオンを構成するタンパクはプリオンタンパク質（Prion Protein：PrP）です。感染型と非感染型の両構造を取ることができます。そして1997年プルシナーは、プリオン研究の業績によりノーベル生理学医学賞を受賞しました。

プリオンは脳の変性を誘発する感染性因子ですが、DNAやRNAを持っていません。ではなぜ遺伝子無しに「遺伝」することができるのでしょうか。

プリオン仮説によると、プリオン病の原因はミスフォールドした（誤って折りたたまれた）

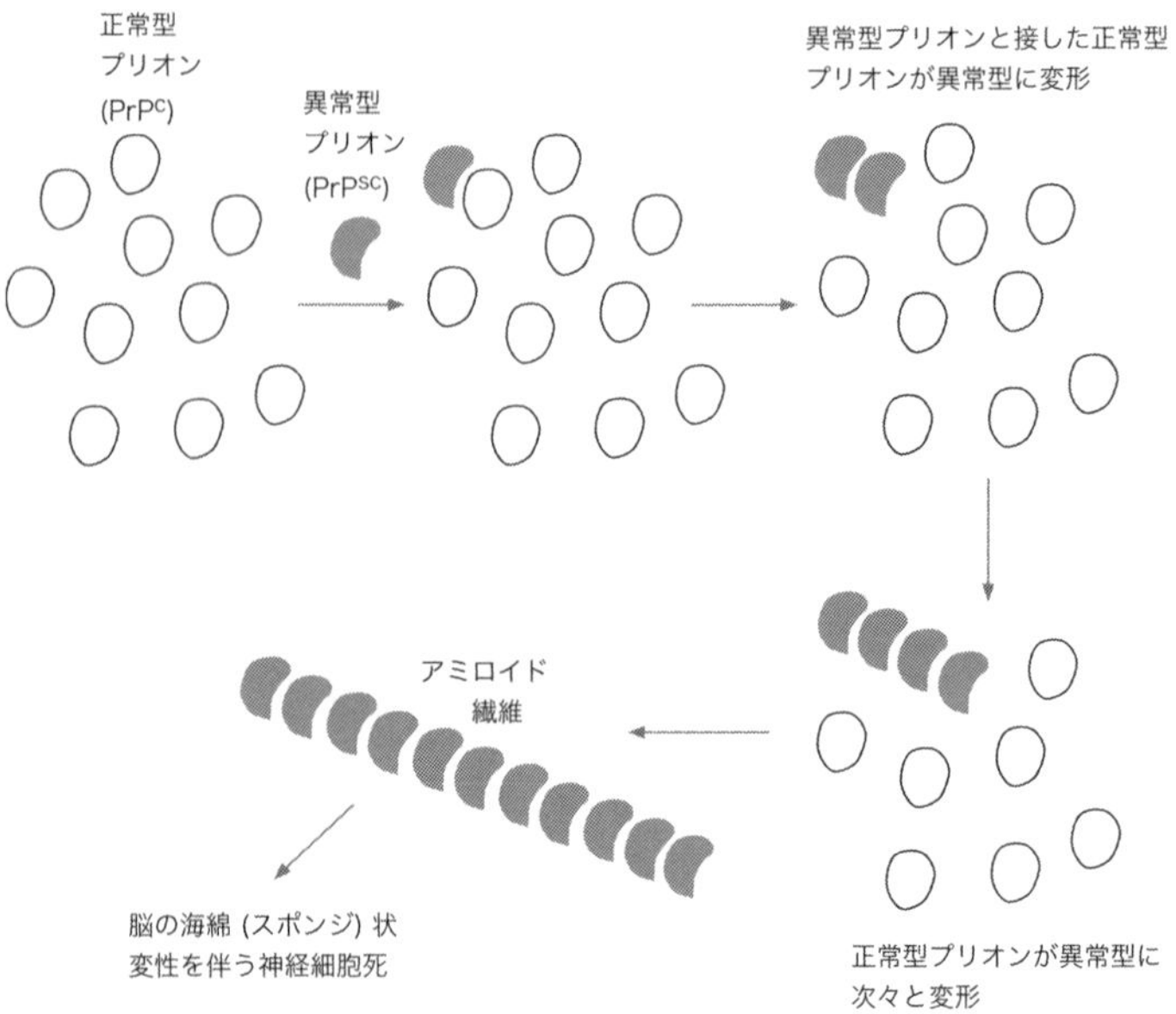
正常型
プリオン
(PrPc)
異常型
プリオン
(PrPsc)
異常型プリオンと接した正常型
プリオンが異常型に変形
アミロイド
繊維
正常型プリオンが異常型に
次々と変形
脳の海綿 (スポンジ) 状
変性を伴う神経細胞死

図表5-1　プリオン仮説

タンパク質です。このミスフォールドタンパクが、正常型（ＰｒＰｃ：ｃはcellular、つまり「細胞性の」）構造を有するタンパクに接すると、自身と同じ異常型（ＰｒＰｓｃ：ｓｃは「スクレイピーの」）構造に変換してしまうのです（図表5-1）。こうして次々とプリオンタンパクの間で異常型構造が伝播し、正常型が異常型に変化していきます。既知の全プリオンはアミロイド構造体の形成を誘導します。アミロイドとは、タンパク質が重合することで密集したβシートから成る凝集体です。この変形構造は極めて安定で、感染組織に蓄積することにより組織損傷や細胞死を引き起こします。プリオンはこの安定性により化学的変性剤や物理的変性剤による変性処理に耐性を持ちます。

現在は異常プリオンタンパク質の中枢神経への沈着が神経変性の原因であるとの仮説が有力です。異常プリオンはもともと存在する正常プリオンタンパク質を異常プリオンタンパク質に変換していくため、ごく少量の摂取でも感染の可能性があります。医原性・変異型の潜伏期間は約10年で、クールー病では50年を越すものも報告されています。

コロナワクチンとプリオン病との関連について、マサチューセッツ工科大学（ＭＩＴ）のステファニー・セネフ博士の総説論文から紹介します。

プリオン病とは、生体内の重要なタンパク質が誤って折り畳まれ、毒性のあるオリゴマーを形成し、最終的にはフィブリルとして析出して神経細胞に広範な損傷を与えることによって引き起こされる神経変性疾患の総称である。スタンリー・プルシナーは、これらのミスフォールドしたタンパク質を表現するために「プリオン」と名付けた。最もよく知られているプリオン病は、1980年代にヨーロッパの牛で流行した狂牛病（牛海綿状脳症）である。プリオン病に関するCDCのWebサイトには、「プリオン病は通常、急速に進行し、常に致命的である」と記載されている。現在、アルツハイマー病、パーキンソン病、筋萎縮性側索硬化症（ALS）など、多くの神経変性疾患がプリオン病である可能性があると考えられており、研究者はこれらの疾患に関連する特定のタンパク質性感染粒子を特定している。

さらに、研究者たちは、グリシンジッパーモチーフと呼ばれる、毒性のあるオリゴマーへのミスフォールドのしやすさに関連するシグネチャーモチーフを特定した。これは、GxxxGと表され、2つのグリシン残基が3つのアミノ酸を介在させたパターンで特徴づけられる。狂牛病に関連するウシのプリオンには、GxxxGが10個並んだ壮大な配列がある。

より一般的には、GxxxGモチーフは膜貫通タンパク質の共通の特徴であり、グリシンはタンパク質のα-ヘリックスを架橋するのに不可欠な役割を果たしている。プリオンタンパク質は、α-ヘリックスがβ-シートとしてミスフォールドすると毒性を発揮し、タンパク質が膜に入る能力が損なわれる。アミロイドβ前駆体タンパク質（APP）のグリシンジッパー膜貫通モチーフ内のグリシンは、アルツハイマー病に関連するアミロイドβのミスフォールドに中心的な役割を果たしている。ＡＰＰには合計４つのＧｘｘｘＧモチーフが存在する。

(Worse Than the Disease? Reviewing Some Possible Unintended Consequences of the mRNA Vaccines Against COVID-19 Stephanie Seneff, Greg Nigh International Journal of Vaccine Theory, Practice, and Research 2021　https://ijvtpr.com/index.php/IJVTPR/article/view/23)

実は、コロナウイルスのスパイクタンパクには、プリオン様モチーフである「ＧｘｘｘＧ」が５つ含まれていることが分かっています。

（該当するブログ記事掲載　２０２１年９月５日）

スパイクタンパクとプリオンモチーフ

コロナワクチンの長期の副反応として、スパイクタンパクがプリオンとして作用し、脳変性を起こす可能性が指摘されています。動物実験でも実際なかなか分からないのがこういった「長期」の副反応です。

マウスが実験動物としてよく採用されている理由は、「体の大きさが小さく飼育用のスペースを省略できる」「純系が確立されている」「世代交代の期間が短い」「遺伝子解析が詳しくされている」「遺伝子実験用の道具も揃っている」などです。ただし寿命が短いので、マウスの実験結果は「長期」の副反応のサンプルとして適しているとは言いがたいのです。

DNAワクチンは既に動物用でも実用化されており、家畜などにも使われることもあります。しかしながら、家畜である乳牛、肉牛、豚、鶏などは、そのほとんどが数年で屠殺されてしまいますので、人間のように何十年もは生きません（生かしてもらえません）。したがって実際にワクチンによって自己免疫病や癌を発症する可能性があったとしても、潜伏期間が数年以上になる疾患では発病するまで生きていませんので、長期の実際の副反応は問題としてなかなか見えてこないのです。

プリオンは微量の摂取でも長い潜伏期間の末にプリオン病を発症することもあります。そのためコロナワクチンを接種された方は、現在若い方でも将来的な不安材料となることが考えられるのです。

マサチューセッツ工科大学（MIT）の総説論文からの続きになります。

SARS-CoV-2スパイクタンパクが膜貫通タンパク質であり、その配列に5つのGxxxGモチーフが含まれていることを考えるとプリオンとして振る舞うことが極めて妥当であることがわかる。GxxxG配列の1つは、膜融合ドメイン内に存在する。mRN

Aワクチンは、融合ドメインの隣接する2つのアミノ酸を1対のプロリンに置き換えた改変配列で設計されていることを思い出してほしい。これはタンパク質を強制的に開いた状態にして、膜との融合を困難にするために意図的に行われたものである。これはプリオン病に繋がる可能性のあるミスフォールドへの危険な一歩であると考えられる。

J・バート・クラッセン（2021）が発表した論文によると、mRNAワクチンに含まれるスパイクタンパクは多くの既知のタンパク質と結合し、それらのタンパク質のミスフォールドを誘発してプリオンになる可能性があることからプリオン様疾患を引き起こす可能性があると提唱している。イドレーズとクマー（2021）は、スパイクタンパクのS1成分が機能的なアミロイドとして働き、毒性のある凝集体を形成する傾向があると提案している。これらの著者は、S1には「アミロイドや毒性のある凝集体を形成する能力があり、多くのミスフォールドした脳タンパク質を凝集させる種として機能し、最終的に神経変性を引き起こす可能性がある」と記している。

テッツとテッツ（2020）によると、SARS-CoV-2のスパイクタンパクの形態には、他のコロナウイルスのスパイクタンパクには存在しないプリオン領域があるという。これは査読のない論文で報告されたものだが、著者らは2018年に複数の真核生物のウイルスにプリオン様領域を同定した前論文を発表しており、この分野では相当の専門知識を持っている。

(Worse Than the Disease? Reviewing Some Possible Unintended Consequences of the mRNA Vaccines Against COVID-19 Stephanie Seneff, Greg Nigh International Journal of Vaccine Theory, Practice, and Research 2021 https://ijvtpr.com/index.php/IJVTPR/article/view/23)

第一に懸念されることは、スパイクタンパクのプリオン様モチーフ、プリオン領域です。スパイクタンパクのアミノ酸配列にはプリオン様モチーフ(GxxxGモチーフ)が5つ含まれています。このことはスパイクタンパクがプリオンとして働く可能性を提示します。また、テッツとテッツ(2020)によると、SARS-CoV-2のスパイクタンパクの形態には、他のコロナウイルスのスパイクタンパクには存在しないプリオン領域があるということが分かっています。「他のコロナウイルスには存在しない」というところが興味深いです。

第二の懸念事項は、mRNAワクチンのスパイクタンパクにはアミノ酸配列の置き換えがあるということです。スパイクタンパクの機能はACE2への結合に加え、ウイルスの膜と細胞膜との融合です。融合はスパイクタンパクの立体構造が変形して折れ曲がることによって引き起こされます。mRNAワクチンでは細胞膜との融合を防ぐために融合ドメインの隣の2つのアミノ酸をプロリンで置き換えており、このためにスパイクタンパクは強制的に開いた状態になっています。これは、ミスフォールド型プリオンへの危険な一歩となるかもしれません。

第三の懸念としては、J・バート・クラッセン(2021)らによると、スパイクタンパクは多くの既知のタンパク質と結合し、それらのタンパク質のミスフォールドを誘発してプリオンになる可能性があるということです。イドレースとクマー（2021）は、スパイクタンパクS1が機能的なアミロイドとして働き、毒性のある凝集体を形成する傾向があると提言しています。スパイクタンパクは他のタンパクと結合し、アミロイドを形成する可能性があるということです。スパイクタンパクそのもの、あるいはタンパク複合体がミスフォールドした脳タンパク質を凝集させるコアとして機能し、最終的に神経変性を引き起こすかもしれません。

つまり、アミノ酸配列上のモチーフやタンパクの構造、他のタンパクとの結合の多様性からスパイクタンパクがプリオンとして働く可能性が指摘されているということです。

最後に、特にファイザー社のワクチンに関する情報について紹介する。欧州医薬品庁（EMA）の公的評価報告書は、欧州でのワクチン販売承認を得るために提出された文書である。この報告書には、製造工程のレビューや、関連する様々な試験データが詳細に記載されている。その中で気になるのが、注射液に含まれるRNAの「断片化した種」の存在である。これは、DNAテンプレートからの転写プロセスが早期に終了したために生じるRNA断片である。これらの断片は、注射後に細胞で翻訳された場合、不完全なスパイクタンパクを生成し、予測できない三次元構造の変化をもたらし、生理学的な影響は、良くても中立、悪いと細胞機能に悪影響を及ぼすことになる。市販されている製品には、このような断片化されたＲＮＡが、臨床試験で使用された製品よりもかなり多く含まれていた。市販品は、より厳格に管理された製造工程で製造されている。

ファイザー社は、ＲＮＡ断片は細胞内で速やかに分解されると考えられるため、「おそらく（…）発現したタンパク質にはならない」と主張している。しかし、タンパク質の発現を否定するデータは提示されておらず、査読者は「これら（断片化されたＲＮＡ）の形態は特性が乏しく、タンパクの発現に関して提供された限られたデータでは、意図されたスパイクタンパク以外のタンパク質やペプチドを翻訳するリスクに関連する不確実性を十分に解決できない」とコメントしている。私たちの知る限り、それ以降、データは提供されていない。

断片化されたＲＮＡから生成されたスパイクタンパク以外のタンパク質がミスフォールドやその他の病的な状態になると断言するわけではないが、少なくとも、スパイクタンパクのプリオン関連のコンフォメーション変化を促進する細胞ストレスに寄与すると考えている。

２０２１年８月、コロナワクチンへの異物混入が日本で報道されました。金属を含めた異物、不純物の混入汚染は本来は非常に深刻な問題のはずですが、ワクチン接種を中止したり、見直したりする流れにもなりませんでした。異物混入や不純物混入汚染と直接関連して問題になるのがワクチンの遺伝子の「品質管理」そのものへの大きな疑念でしょう。ワクチンの中に本来の長さよりも短いRNAが多く混入していることも報告されています。これらが不完全なスパイクタンパクを生成し、予測できない三次元構造のタンパク質を作る可能性があります。そうしたタンパク質は、良く転んだ場合は役に立たないタンパク質だけで終わってくれるかもしれませんが、悪く転んだ場合には人体に悪影響を及ぼす特殊なタンパク質となるかもしれません。

先述したように変異型クロイツフェルト・ヤコブ病は本来は非常に稀な病気で、「狂牛病」の牛を食べたことから感染したと考えられています。この場合プリオンは消化管から吸収されますが、そこから血液脳関門を乗り越えて、あるいは神経軸索を介して脳に辿り着かなければ感染できませんので、感染までのハードル自体は高いわけです。これに対してスパイクタンパクは血流を循環し、また血液脳関門を乗り越えることもできますので、スパイクタンパクの脳へのアクセスはより簡単なのです。

コロナワクチンの短期の副反応としても脳の障害が多数報告されています。また、短〜中期の副反応を乗り越えたとしても、将来的な新型クロイツフェルト・ヤコブ病への懸念が、いつ爆発するか分からない不発弾のように残り続けるかもしれません。

（該当するブログ記事掲載　２０２１年９月８日）

プリオンとパーキンソン病

スパイクタンパクはプリオンモチーフを持つことから、コロナワクチンの長期の副反応としてプリオン病を発症する可能性が指摘されています。プリオン仮説によるとプリオン病の原因は異常型のプリオンタンパクです。異常型プリオンは接した正常型プリオンを異常型に変換してしまうので、次々とプリオンタンパクの間で異常型構造が伝播し、正常型が異常型に変化していきます。そして、異常型プリオンが重合し、βシートから成る凝集体アミロイドを形成します。アミロイドが感染組織に蓄積することにより組織損傷や細胞死を引き起こします。

「アミロイド」の名称は、もともとこの物質がヨウ素デンプン反応と似た反応をすることからデンプン（ラテン語ではamylum）と関係があるとの誤解により付けられたものです。その後アミロイドが脂質なのか炭水化物なのかの論争が続いたのですが、結局アミロイドはタンパク質であることが判明しました。アミロイドの古典的で組織病理学的な定義は「タンパク質性のβシート構造が積層して「細胞外に」沈着しているもの」です。しかしながら、最近では「細胞内のアミロイド」も発見されてきていることもあり、この定義では不完全です。生物物理学的なアミロイドの定義はこれよりも広く「細胞の内外を問わずに」クロスβ構造を形成する重合した全てのポリペプチドを含みます。

クロイツフェルト・ヤコブ病以外にもアミロイドが原因、関与する脳疾患が知られています。「アルツハイマー型認知症」そして「パーキンソン病」などです。アルツハイマー型認知症にはアミロイドβやタウが関わり、パーキンソン病にはα-シヌクレインが関わっています。α-シヌクレインとスパイクタンパクの間には多くの類似点があるのです。

マサチューセッツ工科大学（ＭＩＴ）の総説論文からの続きです。

「パーキンソン病の教訓」

パーキンソン病は、脳内のレビー小体沈着を伴う神経変性疾患であり、このレビー小体に含まれる主要なタンパク質はα-シヌクレインである。そのタンパク質であるα-シヌクレインは、特定の条件下で毒性のある可溶性オリゴマーやフィブリルに凝集するという点で、確かにプリオン様であると言える。研究によると、ミスフォールドしたα-シヌクレインは、まず腸で形成され、そこから迷走神経に沿って脳に移動する。おそらく、死にかけの細胞でミスフォールドしたタンパク質が発生し、そこからエクソソームの形で放出されたものが移動すると考えられる。ミスフォールドを促進する細胞条件には、酸性のｐＨと炎症性サイトカインの高発現が含まれる。迷走神経を切断するとパーキンソン病が発症することから、迷走神経がミスフォールドしたタンパク質を脳に伝達するのに重要であることは明らかである。パーキンソン病に伴う迷走神経の萎縮は、ミスフォールドしたα-シヌクレインオリゴマーの腸から脳への輸送に迷走神経が関与していることを示すさらなる証拠となる。もう一つの経路は嗅神経を介したもので、嗅覚の喪失はパーキンソン病の初期症状であるとされている。不吉なことに、嗅覚の衰えや喪失は、SARS－CoV－2感染の一般的な症状でもある。α－シヌクレインとスパイクタンパクの間には類似点が多く、ワクチン接種後にプリオン様の病気になる可能性を示唆している。

パーキンソン病は進行性の神経変性疾患です。手や体の震え、動作や歩行の困難などの運動障害が出ることが特徴です。進行すると自力歩行が困難となり、車椅子生活や寝たきりになる場合があります。中脳黒質のドーパミン神経細胞減少によるドーパミン不足と、相対的なアセチルコリンの増加のために運動機能がアンバランスとなることが原因と考えられています。1913年にフレデリック・レビーが神経細胞内のレビー小体を発見しました。レビー小体はα－シヌクレインの異常蓄積によって形成されます。1919年にコンスタンティン・トレティアコフがパーキンソン病の責任病変が中脳の黒質にあると発表しました。

ヒトの代表的なプリオン病はクロイツフェルト・ヤコブ病です。これ以外の神経変性を伴う疾患もプリオン様の病気として含める新たな仮説が提唱されています。プリオンが凝集してできるアミロイドは細胞外に形成されますが、この仮説によると細胞内での異常タンパク質凝集体の形成も同様に神経変性疾患に関わっています。アルツハイマー病におけるアミロイドβやタウ、パーキンソン病におけるレビー小体も、プリオンの様なメカニズムで形成されるのかもしれません。異常型タンパクが細胞間を伝播し、伝播した先の細胞内で凝集体形成のコアとして機能する可能性が提示されています。

ワクチンに含まれるｍＲＮＡが、迷走神経と関係の深い肝臓や脾臓に高濃度に蓄積されることはすでに明らかになっている。ワクチンに含まれるカチオン性脂質は、ミスフォールドを助長する酸性のｐＨを作り出し、また、もう一つの素因である強い炎症反応を誘発する。胚中心とは、脾臓などの二次リンパ系臓器にある構造物で、濾胞樹状細胞がＢ細胞に抗原を提示し、Ｂ細胞が抗体反応を完成させる。研究者たちは、組換えタンパク質ワクチンとは対照的に、ｍＲＮＡワクチンは脾臓のこれらの胚中心で中和抗体の強固な発達を誘発することを示している。しかしこのことはｍＲＮＡワクチンがスパイクタンパクからプリオンを形成し、そのプリオンがエクソソームを介して迷走神経に沿って脳に輸送される理想的な状況を誘発することも意味している。研究によると、ある動物から別の動物へのプリオンの伝播は、まずリンパ組織、特に脾臓に現れる。分化した濾胞樹状細胞は、ミスフォールドしたプリオンタンパクを蓄積するため、このプロセスの中心となる。炎症反応は、これらの樹状細胞におけるα-シヌクレインの合成を増加し、プリオン形成のリスクを高める。細胞質に蓄積されたプリオンは、脂質体にパッケージ化され、エクソソームとして放出される。これらのエクソソームは最終的に脳に移動し、病気を引き起こす。

(Worse Than the Disease? Reviewing Some Possible Unintended Consequences of the mRNA Vaccines Against COVID-19 Stephanie Seneff, Greg Nigh International Journal of Vaccine Theory, Practice, and Research 2021 https://ijvtpr.com/index.php/IJVTPR/article/view/23)

体内で特異的な抗体を産生する場所が胚中心であり、胚中心はそのために一時的に作られる微小組織です。一般論として、傷口から入った抗原は血流に入れば脾臓に運ばれてそこで胚中心が作られ、血管に入らずリンパ管に入った抗原は最寄りのリンパ節に運ばれて胚中心が作られます。胚中心で抗体遺伝子特異的に突然変異（体細胞突然変異）が入り、抗原との親和性が高い抗体を作るB細胞が生き残ることで抗原特異的な抗体を作るようになります（親和性成熟）。この際にB細胞の選択に必要なのは、同じ抗原を認識するヘルパーT細胞と、抗原抗体複合体を細胞表面にトラップした濾胞樹状細胞です。

ワクチンに含まれるカチオン性脂質は酸性のpHと炎症反応をもたらしますが、これは異常タンパクが作られる条件でもあります。上記のようにスパイクタンパクには抗原として脾臓に輸送される経路があります。また、脂質ナノ粒子はワクチンを接種した筋肉に留まらずに血流を循環し、脾臓、卵巣などに分布することが分かっています。脾臓に運ばれたスパイクタンパクは異常型タンパクのコアとなり、神経軸索をたどって脳に運ばれたり、血流を循環するスパイクタンパクは血液脳関門を乗り越えて直接脳に運ばれたりすることもあるでしょう。

スパイクタンパクは異常型タンパクのコアとなり異常型プリオン凝集のコアとなるかもしれません。あるいは他の異常型タンパク凝集のコアとなれば、クロイツフェルト・ヤコブ病以外にもパーキンソン病を含む他の神経変性病の原因となる可能性もあるでしょう。
脳神経の変性による認知機能、あるいは運動機能の障害はワクチン接種から長期間をおいての副反応となって現れてくることが懸念されます。

（該当するブログ記事掲載　２０２１年9月13日）

コロナワクチンとクロイツフェルト・ヤコブ病

スパイクタンパクがプリオンとして働く危険性が当初から指摘されていましたが、コロナワクチン接種後のプリオン病が現実に報告されるようになってきました。ここではコロナワクチン接種後にＣＪＤを発症した症例について紹介します。

「ＣＯＶＩＤ−19ワクチン接種後のクロイツフェルト・ヤコブ病について」

ＣＯＶＩＤ−19の臨床像として、神経症状の報告が増えている。今回報告された臨床症状は、全身性疾患の非特異的な合併症、脳血管系の炎症およびウイルスによる直接感染の影響が複合的に作用していると思われる。クロイツフェルト・ヤコブ病は、プリオンによる海綿状脳症で、重度の神経破壊を特徴とし、死亡率も極めて高い。今回、COVID-19ワクチン（CoronaVac, Sinovac Life Sciences, Beijing, China）接種後に発症した神経学的所見で、パムッカーレ大学麻酔科集中治療室に入院した患者を発表した。この患者は進行性の神経障害により死亡した。急速に進行する神経障害が認められる場合にはクロイツフェルト・ヤコブ病を考慮し、病態の進行に免疫関連疾患がどのように関与しているかを検討する必要がある。

症例報告：82歳女性、高血圧と認知症の既往があり、右半身に震えと脱力が出現した。この患者の所見は、コビド19コロナバックワクチンの初回接種の1日後に出現した。翌月に意識状態の後退、周囲の人が認識できない、視力低下、場所・時間の見当識障害、意味のない叫び声などの症状が加わり入院した。脳炎、硬膜下血腫と診断され、当院神経内科に入院した。

入院時、右四肢のミオクロニー収縮と見当識障害を認めた。脳神経検査では異常が見つからなかった。右半身にクローヌス、硬直、反射亢進が認められた。神経学的検査でGlasgow Coma Scale（GCS）10／15であった。肝腎機能検査、電解質検査、全血球計算、血液ガス分析、凝固検査、甲状腺機能検査、自己免疫マーカー、ウイルス性脳炎マーカーなどの臨床検査が行われた。髄液の採取と検査が行われた。脳波検査が行われた。血液、尿、呼吸器分泌物、脳脊髄液の培養が行われた。血液検査では異常が認められなかった。自己免疫性頭蓋症は陰性であった。脳波は、鋭い発作と鋭い緩慢な発作が混在する発作性で、側方や局在性のないびまん性の脳生体電気活動の遅滞がみられた。神経内科で自己免疫性脳炎と診断され、パルスステロイドと免疫グロブリンg（ＩＶＩＧ）静注療法が行われた。神経内科でＧＣＳが４に低下したため挿管し、当院集中治療室に入院となった。脳・胸部ＣＴおよび頭蓋ＭＲＩ検査を施行した。髄膜炎予防のため経験的抗生物質と抗てんかん薬療法を行い、集中治療室ではパルスステロイドとＩＶＩＧ静注療法を行った。感染性心内膜炎のため経食道心エコーが施行された。拡散強調ＭＲＩでは、左頭頂葉、後頭葉、側頭葉、右後頭葉に皮質拡散制限を認めた。ＦＬＡＩＲ検査では同領域に高輝度化を認めた。14－3－3蛋白検査陽性、ＭＲＩ所見、身体所見、病歴の評価から、散発性ＣＪＤと診断された。検査の結果、ウイルス性脳炎、自己免疫性脳炎、硬膜下血腫は除外された。患者は進行性の経過の結果、死亡した。

（Creutzfeldt-Jakob Disease After the COVID-19 Vaccination Kuvandık et al.（2021）Turk J Intensive Care https://cms.galenos.com.tr/Uploads/Article_50671/TYBD-0-0.pdf）

患者に接種されたコロナワクチンはコロナバック（CoronaVac）。これは中国の医薬品メーカーであるシノバック社が開発した不活化ウイルスコロナワクチンです。この症例では、患者の症状はコロナワクチンの初回接種の１日後に現れています。その後現れた症状は、意識状態

どです。孤発性ＣＪＤは多くの場合、人格障害、うつ病、睡眠障害、体重減少などの症状で始まります。行動上の問題や認知機能障害は目安となる重要な症状です。

核磁気共鳴画像法（magnetic resonance imaging：ＭＲＩ）は核磁気共鳴現象を利用して生体内部の情報を画像にする方法です。基本的に濃淡を持つ白黒画像に処理、出力されます。拡散強調ＭＲＩ、フレアー法（fluid attenuated IR：ＦＬＡＩＲ）はどちらもＭＲＩの一種です。症例では、拡散強調ＭＲＩ、フレアー検査で左頭頂葉、後頭葉、側頭葉、右後頭葉に高輝度信号パターンが認められました。身体所見、ＭＲＩ所見に加えて、14-3-3タンパク検査陽性、病歴の評価から、孤発性ＣＪＤと診断されました。患者は最終的にＣＪＤ進行のために亡くなっています。

コロナワクチン接種直後に急性神経症状が出現したことから、ワクチンに関連した副反応が疑われました。ただし、ワクチン接種の１日後に症状が現れたというのはあまりにも早急に思えますし、この１症例だけではＣＪＤ発症が偶然であった可能性も考慮すべきでしょう。

しかしながら、このケースとは別に、コロナワクチン接種後にＣＪＤが相次いでいることを報告している論文が発表されました。私はこれまで基本的に査読済みの論文のみを紹介してきました。この論文は現時点では査読前ですが、重要な論文と考えますので、今回ここで要約して紹介します。

「神経変性疾患である新型のクロイツフェルト・ヤコブ病の出現に向けて：COVID－19「ワクチン」接種の数日後に宣言された26例のCJD」

（Towards the emergence of a new form of the neurodegenerative Creutzfeldt-Jakob disease: Twenty six cases of CJD declared a few days after a COVID-19 "vaccine" Jab jean-claude Perez's Lab (2022) https://canadahealthalliance.org/wp-content/uploads/2022/06/V2CJDPerezMoretMontagnierRIP2022REFERENCEARTICLE.pdf）

この論文でジャン・クロード・ペレらは、ヨーロッパ各国で最近発生したCJDについて報告しています。ヨーロッパで、ファイザー、モデルナ、アストラゼネカのワクチンの初回または2回目の接種後すぐに、50例以上のCJDが発生しています。著者らが分析した26例のうち、CJDの最初の症状は平均してコロナワクチン接種後11・38日に現れました。この26例のうち、すでに20例が亡くなっています。この20人の死亡例は接種後わずか4・76ヶ月で発生しており、そのうち8例は突然死です（接種後2・5ヶ月）。

このように、コロナワクチン接種後のCJDが徐々に世界中で散見されるようになってきました。日本も例外ではありません。報告されているのは、中国製の不活化ワクチン、そしてファイザー、モデルナ、アストラゼネカの遺伝子ワクチンのいずれもです。これらに共通するものはスパイクタンパクです。コロナワクチン接種後のCJDは未知の新型CJDであり、これが既知のクロイツフェルト・ヤコブ病と異なる点としてはコロナワクチン接種と関係がある可能性、そして潜伏期間が短く進行が異常に速いことです。

スパイクタンパクは脳への障壁である血液脳関門を超えることが分かっています。コロナワクチンのスパイクタンパクがプリオンタンパクに類似した働きをし、脳内でプリオンを凝集させるコアとなる可能性があります。

孤発性CJDの発症頻度が100万人に1人であるように、CJDは本来非常に稀な病気であり、実際に患者を診た経験の無い医師の方も多いかと思われます。そのために見過ごされている例もあり、現在見えているものもおそらく氷山の一角ではないでしょうか。若い人に症状が出れば気が付く医師もいるかもしれませんが、高齢者がCJDを発症した場合などは、単に年齢による認知症などとして判断され、それ以上精査されることも無く放置されるのではないでしょうか。コロナワクチンがCJDに繋がるにしても、作用機序は古典的なCJDとどのくらい同じなのか、また異なるのか、これらの解明はまだこれからの問題となるでしょう。

（該当するブログ記事掲載　2022年6月10日）

コロナワクチンによるスパイクタンパクは心臓と脳で検出された

コロナワクチンは筋肉注射されますが、ワクチンが接種部位に留まるとは限りません。全身に運ばれ、最も蓄積する部位は肝臓、脾臓、卵巣、副腎です。しかも、スパイクタンパクは接種4ヶ月後にも体内から検出されることが分かっています。抗体依存性自己攻撃が誘発されれば、スパイクタンパクを発現する臓器が免疫系の攻撃対象となります。実際、コロナワクチンの後遺症として心膜炎、心筋炎が報告されており、またスパイクタンパクは血液脳関門を透過しますので、脳への損傷も懸念されます。

ここでは、コロナワクチン3回目接種後に亡くなった男性の脳と心臓からスパイクタンパクが検出された症例を紹介します。この男性はコロナ感染歴が無く、また症例でヌクレオカプシドは検出されなかったので、このスパイクタンパクはコロナワクチン由来のものと考えられます。今回の報告は、コロナワクチン由来のスパイクタンパクが脳に発現し得ることを証明し、スパイクタンパクが脳細胞壊死の原因となった可能性を提示しています。

「症例報告：COVID-19に対するBNT162b2 mRNAワクチン接種後の多巣性壊死性脳炎と心筋炎について」

今回報告するのは、3回目のCOVID-19ワクチン接種後3週間で死亡した76歳男性パーキンソン病（PD）の症例である。この患者は2021年5月にChAdOx1 nCoV-19ベクターワクチンを初回接種し、その後BNT162b2 mRNAワクチンを2021年7月と12月に2回接種している。死亡前の臨床症状が曖昧であったため、遺族から剖検を依頼された。死後検査によりＰＤが確認された。さらに、誤嚥性肺炎と全身性動脈硬化症の徴候が認められた。しかし、脳の病理組織学的分析では、急性血管炎（主にリンパ球性）、グリアおよびリンパ球反応を含む顕著な炎症を伴う原因不明の多巣性壊死性脳炎など、これまで疑われなかった所見が発見された。心臓では慢性心筋症の兆候に加え、軽度の急性リンパ組織球性心筋炎と血管炎がみられた。この患者にはＣＯＶＩＤ−19の既往はなかったが、ＳＡＲＳ−ＣｏＶ−2抗原（スパイクタンパクとヌクレオカプシドタンパク）の免疫組織化学的検査を行ったところ、スパイクタンパクのみが検出された。驚いたことに、脳と心臓の炎症巣内、特に小血管の内皮細胞にはスパイクタンパクのみが検出され、ヌクレオカプシドタンパクは検出されなかった。ヌクレオカプシドタンパクが検出されなかったことから、スパイクタンパクの存在は、ウイルス感染ではなく、ワクチン接種に起因するものであると考えなければならない。この結果は、遺伝子ベースのＣＯＶＩＤ−19ワクチンによる脳炎と心筋炎の既報を裏付けるものである。

（A Case Report: Multifocal Necrotizing Encephalitis and Myocarditis after BNT162b2 mRNA Vaccination against COVID-19 Michael Mörz（2022）vaccines https://www.mdpi.com/2076-393X/10/10/1651）

ワクチン3回目接種から3週間後に亡くなった76歳男性の症例です。男性にはパーキンソン病の病歴がありました。男性は2021年5月にアストラゼネカのコロナワクチン（ChAdOx1 nCoV-19アデノベクターワクチン）を初回接種当日に顕著な循環器系の副反応が出現し、主治医への相談を繰り返しました。その後、2021年7月にファイザーのコロナワクチン（BNT162b2 mRNAワクチン）を2回目接種後、明らかな行動、心理的変化が生じました。男性は触られることを拒否するようになり、不安の増大、無気力、家族からの引きこもりなどを示しました。さらに、パーキンソン病の症状が著しく悪化して重度の運動障害に繋がり、車椅子のサポートが必要になりました。

男性は2回目接種後これらの副反応から完全に回復することはなかったにもかかわらず、2021年12月に再度ワクチン接種を受けました。3回目接種（ファイザーワクチンの2回目接種）から2週間後、男性は夕食時に突然倒れました。咳や食べ物の誤嚥の兆候は無く、ただ黙って倒れていました。その後男性は多少回復しましたが、1週間後に再び食事中に突然倒れました。救急隊を呼び、1時間以上の蘇生に成功した後に病院に搬送され、人工呼吸が行われましたが、間もなく死亡しました。臨床診断は誤嚥性肺炎による死亡でした。男性には過去にコロナ感染の臨床、検査診断の履歴はありませんでした。

剖検を行った著者は男性の脳と心臓で免疫組織化学的染色を行い、コロナウイルスのスパイクタンパクとヌクレオカプシドの存在を検証しました。

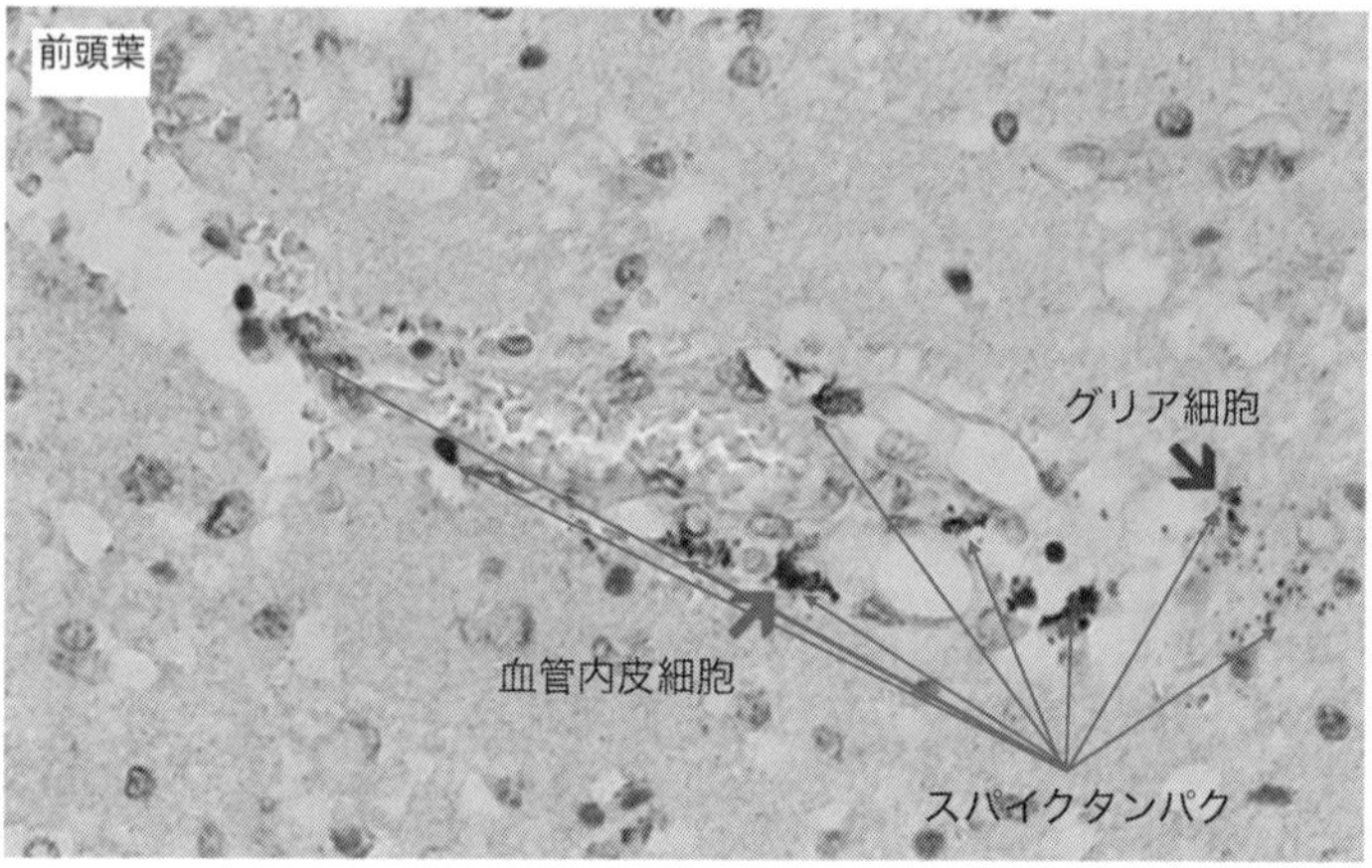

図表5−2　前頭葉におけるスパイクタンパク

図表5-2は脳の前頭葉です。スパイクタンパクサブユニット1に対する抗体染色は顆粒として見えるものです。脳でスパイクタンパクが陽性反応を示しており、血管内皮細胞とグリア細胞で検出されています。図から見て取れるのは、スパイクタンパクを発現する細胞は1つではなく、多数の細胞に広がっているということです。

図表5-3は脳の赤核（nucleus ruber）です。ラテン語でnucleus「核」、ruber「赤」、つまり「赤い核」は中脳の神経細胞の集まりです。毛細血管の膨潤した内皮においてスパイクタンパクが豊富に存在しています。単核炎症細胞の浸潤があり、急性の炎症が起こっていると考えられます。図表5-2や図表5-3に示されるように、スパイクタンパクは脳に発現していました。一方、ヌクレオカプシドは、対応するどの組織切片にも検出されませんでした。

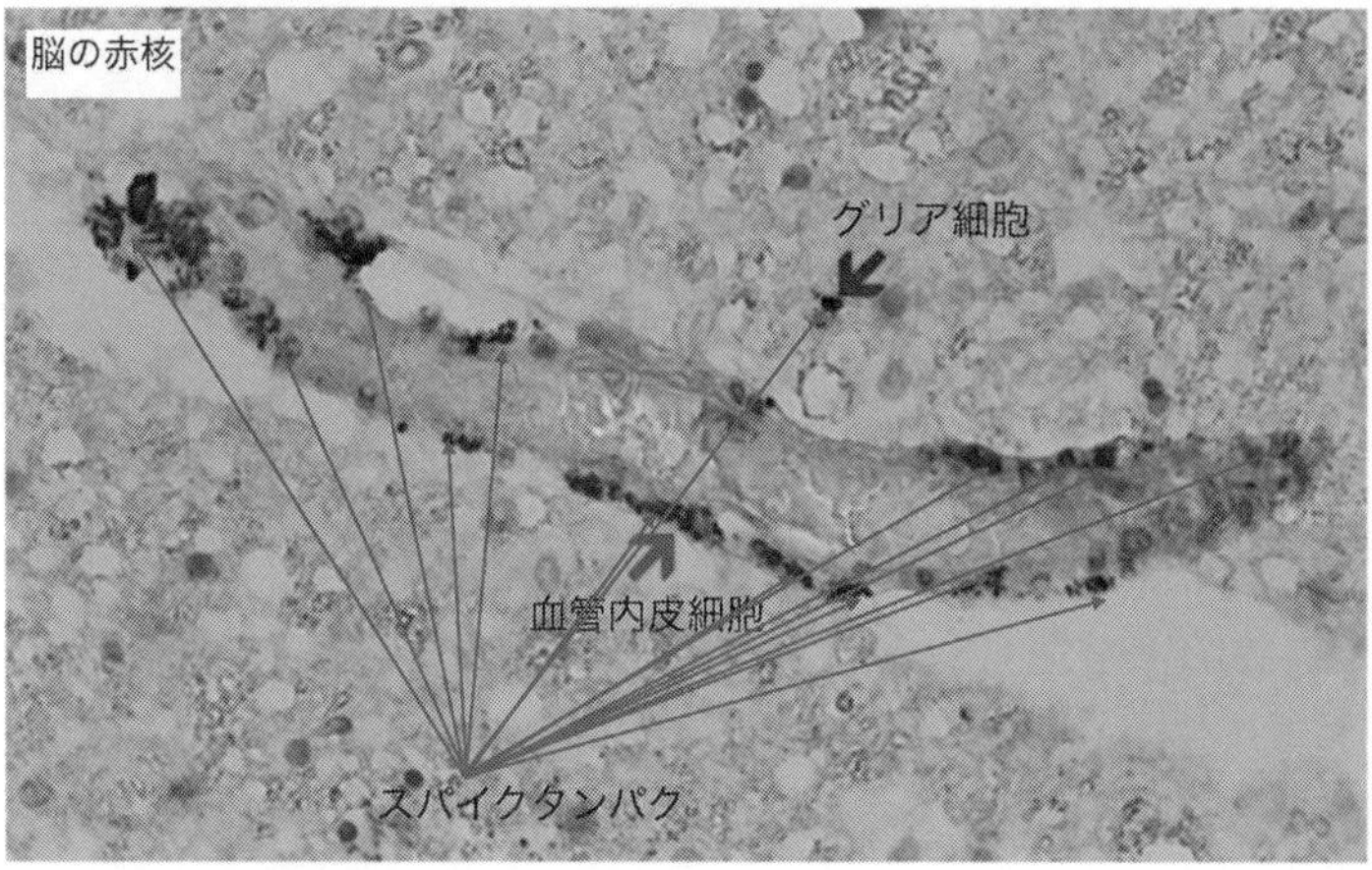

図表5-3　脳の赤核におけるスパイクタンパク

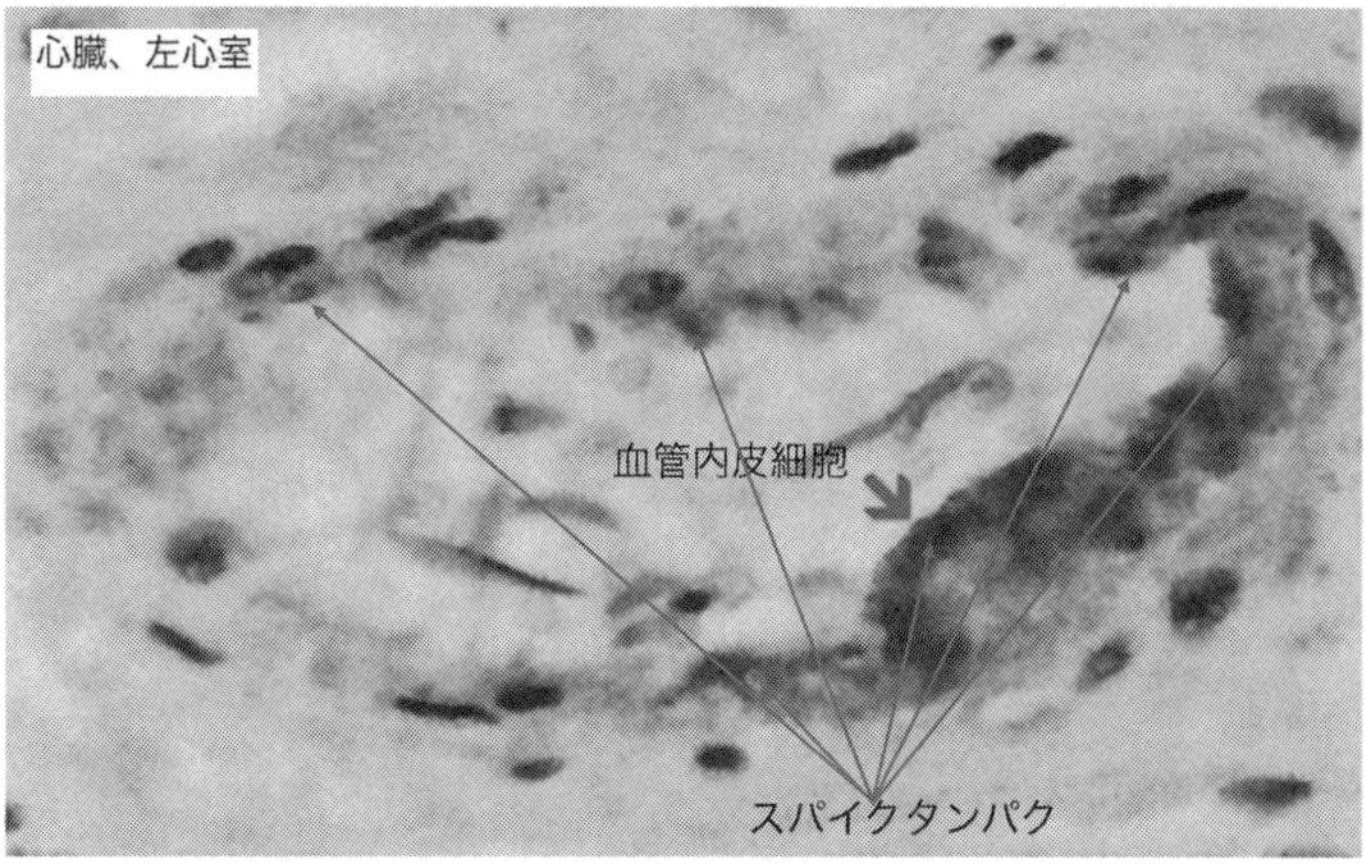

図表5-4　心臓、左心室におけるスパイクタンパク

図表5-4は心臓左心室です。心臓でもスパイクタンパクに陽性反応が出ています。スパイクタンパクは毛細血管内皮細胞に豊富に存在しています。やはりヌクレオカプシドタンパクは、対応するどの組織切片にも検出されませんでした。

76歳の死亡男性患者はパーキンソン病の持病があり、直接の死因は誤嚥性肺炎とされました。死後所見によると、さらに壊死性脳炎と血管炎が死亡の原因と考えられました。また、心筋線維化を伴う軽度のリンパ組織球性心筋炎と全身性動脈硬化症があり、これらも男性の体調悪化の一因となったと思われます。

心筋炎は比較的軽度でしたが、脳炎は顕著な多巣性壊死をもたらし、致命傷に繋がった可能性があります。脳炎はしばしばてんかん発作を引き起こします。剖検で見つかった舌の咬傷は、この症例でてんかん発作が起こったことを示唆しています。コロナワクチン関連脳炎でてんかん重積状態を呈した症例は過去にも数例報告されています。

スパイクタンパクに対する抗体は、スパイクタンパクを発現する細胞を傷害することが分かっています。この症例のように、コロナワクチンによるスパイクタンパクが脳で発現すると、炎症や脳細胞壊死の原因となる恐れがあります。実際、コロナワクチン接種の後遺症としてのブレインフォグや認知機能障害が問題になりつつあります。コロナワクチンとの関連で脳炎や脳脊髄炎が多数報告されており、ワクチン接種との因果関係が強く疑われているのです。また、スパイクタンパク自体が血管の周皮細胞や内皮細胞に対して毒性があることが分かっています。

加えて子供へのワクチン接種が進む中、ワクチン後遺症としての青少年の脳の障害や認知症発症が懸念されます。

（該当するブログ記事掲載　２０２２年10月19日）

6章　コロナワクチンと逆転写

コロナウイルスと逆転写

スパイクタンパクは4ヶ月以上にも渡って血流を循環することが報告されています。スパイクタンパクはそれほど安定なのでしょうか？　あるいはスパイクタンパクの生産が続いているのでしょうか？　生産が続くとすれば、mRNAワクチンは何ヶ月もの間、安定に維持されているのでしょうか？　それともmRNAワクチンが逆転写され、さらにゲノムに取り込まれる可能性はあるのでしょうか？　「mRNAは核には入らないのでRNAワクチンは安全だ」またはは「RNAワクチンが逆転写されて染色体に挿入されることなどまずありえない」などという声も聞きますが、果たして事実でしょうか。結論から言えば、必ずしもそうとは言えないのです。

まず、一人の人間を構成する細胞数は何十兆個というレベルになります。またRNAワクチンに含まれる脂質ナノ粒子の数も膨大です。それぞれがすでに天文学的数字です。スパイクタンパクのRNAが逆転写されたものが、その天文学的な数の中のたった数個の細胞のゲノムにでも取り込まれて、その細胞が免疫の監視を免れて生き残るとすれば、大きな問題となります。

私は「すべての細胞でRNAワクチンが効率よく逆転写されゲノムに取り込まれる」といったような極端なことを言いたいのではありません。すでに世界中で数十億人が接種しているRNAワクチンです。その中で実際どれほどの人数にどの程度の頻度でRNAワクチンがゲノムに取り込まれる事態が起き得るのか、という話です。

逆転写されてゲノムに取り込まれる代表的なウイルスがレトロウイルスです。ゲノムへの遺伝子導入にしばしば使われるレトロウイルスベクターはレトロウイルス由来のものです。ベクターは外来遺伝物質を別の細胞に人為的に運ぶために利用されるDNA（またはRNA）で、分子生物学や細胞生物学で汎用されます。レンチウイルスベクターはレトロウイルスベクターよりも新しい世代のベクターで、HIV（Human Immunodeficiency Virus：ヒト免疫不全ウイルス）ゲノムから作られています。レンチウイルスはHIVを代表とするレトロウイルスの一種です。

HIVは核膜を越えるための特別なタンパクのtatを持っており、レンチウイルスベクターはtatを使って核膜を乗り越えてゲノムに感染します。レトロウイルスベクターは核膜を乗り越えるタンパクを持ってはいませんが、ゲノムに感染できます。それはなぜでしょうか？　ヒントはレンチウイルスベクターは増殖しない細胞にも感染できるが、レトロウイルスベクターは増殖中の細胞にしか感染できないということです。

実は細胞増殖の途中に「核膜が無くなるタイミング」があるのです。細胞周期とは1つの細胞が2つの娘細胞を生み出す周期のことです。1つの細胞周期の間にゲノムDNAの複製と娘細胞への分配が起こります。細胞周期は、G1期（間期1）→S期（染色体複製期）→G2期（間期2）→M期（分裂期）というように進行します。M期に染色体が凝縮し、反対側の極に引っ張られ、半分ずつ2つの娘細胞に受け継がれます。このM期には核膜が崩壊し、一時的に消失します。レトロウイルスベクターはこの核膜消失時に核に侵入し、ゲノムに挿入されます。M期に核膜が消失するということは生物学の基礎知識でもあります。

RNAワクチンが逆転写されてゲノムに取り込まれることはあり得るのでしょうか？ ワクチンではないのですが、コロナウイルス自体のRNAゲノムがヒト細胞由来の逆転写酵素によって逆転写されてゲノムに挿入されることはあるようなのです。

マサチューセッツ工科大学（MIT）のカーニッシュのグループの研究を紹介します。

「逆転写されたSARS−CoV−2のRNAは、ヒト培養細胞のゲノムに組み込まれることがあり、患者由来の組織でも発現することがある。」

COVID−19から回復した患者において、重症急性呼吸器症候群コロナウイルス2（SARS−CoV−2）RNAの検出が長期化したり、PCR陽性検査が再発したりすることが広く報告されているが、これらの患者の中には感染性ウイルスを排出していない者もいるようだ。我々はＳＡＲＳ－ＣｏＶ－２のＲＮＡが逆転写されて培養中のヒト細胞のＤＮＡに組み込まれ、組み込まれた配列の転写が患者に見られるＰＣＲ陽性反応の一部を説明する可能性を検討した。この仮説を裏付けるように、我々はＳＡＲＳ－ＣｏＶ－２の配列のＤＮＡコピーが、感染したヒト細胞のゲノムに組み込まれることを発見した。我々は挿入部位において、ウイルス配列に隣接する標的部位の重複とＬＩＮＥ－１エンドヌクレアーゼ認識のコンセンサス配列を見つけたが、これはＬＩＮＥ－１レトロトランスポゾンによって標的を起点とした逆転写と転移が行われたということを意味する。また、いくつかの患者由来の組織では、ゲノムに組み込まれたウイルス配列のＤＮＡコピーから大部分のウイルス配列が転写され、ウイルスと宿主のキメラ転写産物を生成していることを示唆する証拠が見つかった。このように、ウイルス配列のゲノムへの挿入と転写が、感染後や臨床回復後の患者におけるＰＣＲによるウイルスＲＮＡの検出に寄与していると考えられる。今回検出されたのは宿主細胞のＤＮＡに組み込まれたウイルスゲノムの主3'末端に由来するサブゲノム配列のみであるため、組み込まれたサブゲノム配列から感染性ウイルスが生成されることはない。

(Reverse-transcribed SARS-CoV-2 RNA can integrate into the genome of cultured human cells and can be expressed in patient-derived tissues Zhanga et al. Proc. Natl. Acad. Sci 2021 https://pubmed.ncbi.nlm.nih.gov/33958444/)

では、ヒトは逆転写酵素を持っていないのでしょうか。決してそんなことはありません。逆転写酵素の由来の多くはレトロウイルスやレトロポゾンです。

トランスポゾンは細胞内においてゲノム上の位置を転移することができる塩基配列です。動く遺伝子、転移因子とも呼ばれます。トランスポゾンの中にはＤＮＡとして転移するものもあれば、ＲＮＡに転写されたものをさらに逆転写することにより転移するものもあります。これがレトロポゾンです。ヒトのゲノムにも古代に寄生したレトロポゾンがたくさん残っています。多くのコピー数を持つものがＬＩＮＥ（Long Interspersed Nuclear Element：長鎖散在反復配列）です。実際ヒトＬＩＮＥ－1の量はヒトゲノムの約17％をしめるほどです。また、レトロポゾンの中には自前の逆転写酵素を持たないＡｌｕなども含まれます。

誤解を恐れずに言えば、ヒトゲノムは逆転写酵素遺伝子だらけです。例えば上記のＬＩＮＥ－1が逆転写酵素遺伝子を持っているからです。もっとも、ほとんどの逆転写酵素遺伝子は進化の過程で壊れてしまっているのですが、中には機能を維持しているものも存在します。普段は転写抑制によって眠っているものもあれば、ＲＮＡ干渉によって転写産物が特異的に壊されている場合もあります。こうした抑制が細胞の非常時には解除されてしまうことがあるのです。

内在性のＬＩＮＥ－1は、老化したヒト組織で発現していることもあれば、がん細胞で発現することもあります。また、ウイルス感染によってＬＩＮＥ－1の発現が上昇することもあります。水胞性口内炎ウイルスやリンパ球性絨毛膜炎ウイルス（LCMV）などの非レトロウイルス性RNAウイルスは、内在性（ヒト細胞由来）の逆転写酵素によってDNAに逆転写され、ゲノムに組み込まれることもあります。

（該当するブログ記事掲載 2021年8月9日）

ヒト逆転写酵素はコロナウイルスのゲノム組込みを媒介できる

RNAコロナワクチンが逆転写されてゲノムに取り込まれることはあるのでしょうか。前回の続きで「コロナウイルスが逆転写されてゲノムに取り込まれる可能性」を実験で検証した結果についてです。遺伝子配列と遺伝子組換えの解析の実際がどのようなものなのか。専門技術的な話になりますので少し難しいかもしれませんが、よろしければお付き合いください。

以下、米国科学アカデミー紀要に掲載された論文の続きです。

「逆転写されたSARS-CoV-2のRNAは、ヒト培養細胞のゲノムに組み込まれることがあり、患者由来の組織でも発現することがある。」

培養中の宿主細胞のDNAにSARS-CoV-2の塩基配列が組み込まれた。感染細胞のゲノムに組み込まれたSARS-CoV-2のゲノム配列を検出するために、3つの異なるアプローチを用いた。これらのアプローチは、ナノポアロングリードシークエンシング（Nanopore longread sequencing）、イルミナペアエンド全ゲノムシークエンシング（Illumina paired-end whole genomic sequencing）、Ｔｎ５タグ化に基づくＤＮＡ挿入部位濃縮シークエンシング（Tn5 tagmentation-based DNA integration s te enrichment sequencing）である。これら３つの手法はいずれも、ＳＡＲＳ－ＣｏＶ－２の配列が宿主細胞のゲノムに組み込まれることを示す証拠となった。

(Reverse-transcribed SARS-CoV-2 RNA can integrate into the genome of cultured human cells and can be expressed in patient-derived tissues Zhang et al. Proc. Natl. Acad. Sc (2021) https://pubmed.ncbi.nlm.nih.gov/33958444/)

この研究では、まず培養細胞に逆転写酵素を強制発現させてから、新型コロナウイルス（ＳＡＲＳ－ＣｏＶ－２）に感染させています。そして細胞のゲノムを遺伝子解析し、新型コロナウイルスがゲノムに取り込まれたかどうかを検証しています。使われた逆転写遺伝子はＬＩＮＥ－１発現プラスミドによるもの、つまり人間がもともと持っている逆転写遺伝子です。培養細胞はＨＥＫ２９３Ｔ細胞。これはヒトの中絶胎児腎臓由来の細胞株で、ウイルスベクター感染実験などにしばしば用いられます。

遺伝子配列決定にはディープシークエンサが使われています。ディープシークエンサは次世代シークエンサ（Next Generation Sequencer：ＮＧＳ）とも呼ばれ、ゲノムレベルの大規模な塩基配列決定に使われます。イルミナ社はディープシークエンサの代表的な企業です。イルミナ（イルミナ社のディープシークエンサ）はランダムに切断された数百万～数億の短いＤＮＡ断片の塩基配列を同時並行的に解析します。これは分子生物学（遺伝子の生物学）、光学（顕微鏡技術）、バイオインフォマティクス（生命情報科学、コンピュータを使った解析技術）の進歩により可能になった技術です。ＤＮＡ配列を断片化し、顕微鏡を応用した技術で多検体の遺伝子配列を並列に解析し、コンピュータを使った統計解析で繋ぎ合わせます。イルミナの技術は、２００７年には１００万ドルだったヒトゲノムの配列決定コストを２０１４年までに１０００ドルまで下げたとも言われています。ナノポアは最新世代のディープシークエンサで、ＤＮＡがナノポア（合成膜上のナノメートルレベルの極小の穴）を通過する時のイオン電流の変化によりＤＮＡの配列決定を行います。ＰＣＲによる増幅無しに長鎖のＤＮＡの配列を読むことが可能です。

ＳＡＲＳ-ＣｏＶ-２感染の２日後に細胞からＤＮＡを分離し、ナノポアロンググリードシーケンスで解析されました。図表６-１はＳＡＲＳ-ＣｏＶ-２のヒトゲノム挿入解析の１つの例です。図表６-１上が模式図、下が詳細です。図表６-１上を見ると、２つのヒトゲノム配列の間にＳＡＲＳ-ＣｏＶ-２配列が挟まれています。下は該当するリードです（リードはディープシークエンスで決定される１つ１つのＤＮＡ断片の配列）。対応する遺伝子配列が何に由来す

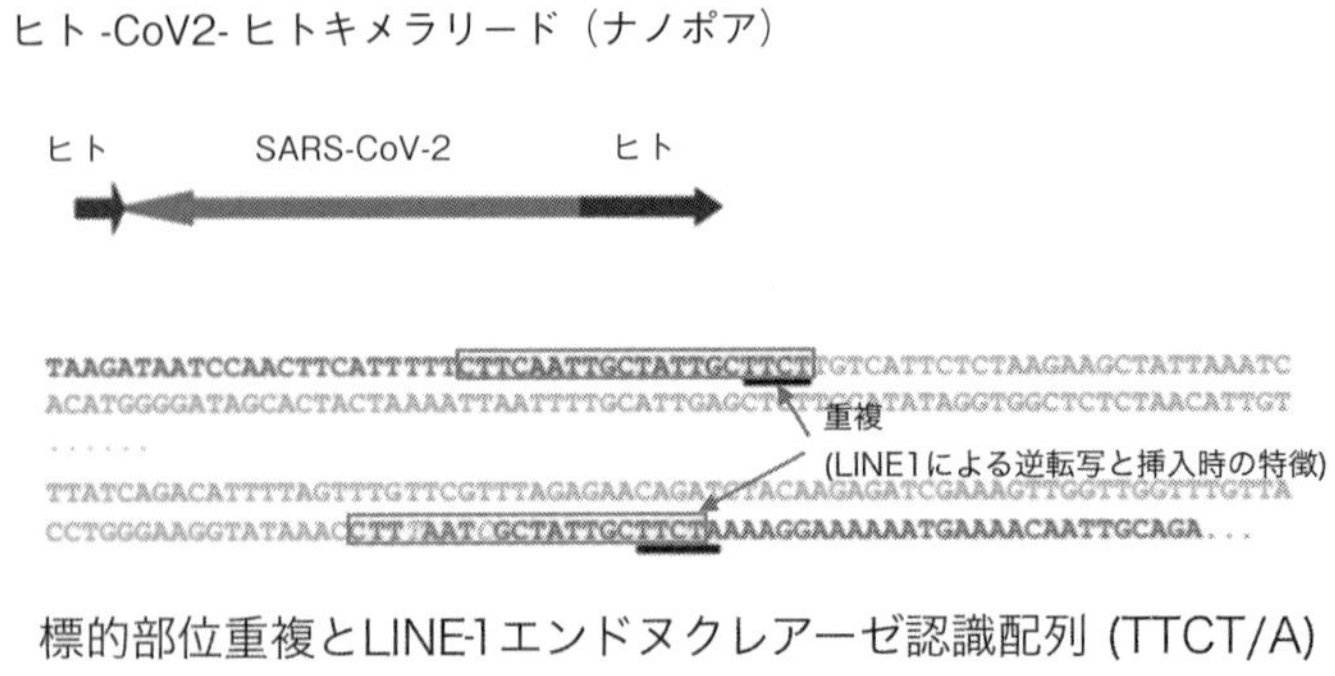

図表6－1　SARS-CoV-2 RNAは逆転写され、宿主細胞ゲノムに組み込まれた

るかを見つけ、組換え点の詳細を調べるのが遺伝子組換えの標準的な解析です。

リード上のヒトゲノム配列はX染色体上に見つかりました。すなわち、逆転写されたDNAがX染色体に組み込まれたということになります。

さらに詳細に見ると、ゲノム上の20bp（ビーピーまたはベースペアと読む。塩基対の意味でDNAの配列を数える単位）の配列が重複しています（図表6-1下）。このような標的部位の重複はLINE-1によるゲノム挿入の特徴です。隣接する配列にはLINE-1エンドヌクレアーゼのコンセンサス認識配列（TTCT）が含まれていました（図表6-1下）。これらの結果から、SARS-CoV-2の配列はLINE-1による逆転写を介した転移機構によりヒト培養細胞のゲノムに組み込まれることが分かります。

つまり、ヒトゲノム由来の逆転写酵素発現下でコロナウイルスRNAが存在すると、逆転写されてゲノムに挿入される場合があるということです。この実験では逆転写酵素を強制発現させた結果を観察していますが、ゲノムへの挿入は63例見つかりました。では、逆転写酵素を過剰発現していない細胞でもコロナウイルスRNAが逆転写されてゲノムに組み込まれることはあるのでしょうか？　この可能性を検証するために、逆転写酵素発現プラスミドを強制発現させない条件で、SARS-CoV-2を感染させた培養細胞で遺伝子解析を行なった結果、SARS-CoV-2がゲノムに挿入された根拠となる遺伝子配列が検出されました。さらには、コロナ感染患者のゲノムにコロナウイルスが取り込まれた例までも見つかってきました。

結論としては、「コロナウイルスが逆転写されてゲノムに挿入されることはある」ということです。さらに、そうした遺伝子座からコロナウイルス遺伝子とヒト遺伝子のキメラ遺伝子が転写されることがあります。コロナウイルスの逆転写には、ヒトゲノム由来の逆転写酵素が利用されることもあれば、あるいは同時に感染したレトロウイルスの逆転写酵素が利用されることもあるようなのです。

（該当するブログ記事掲載 2021年8月11日）

コロナワクチンは逆転写酵素を活性化するか？

前項は細胞株内でコロナウイルスが逆転写されゲノムに組み込まれることがあるというお話でした。ここではRNAコロナ「ワクチン」が内在性のLINE-1によって細胞株内で逆転写されてDNAになるという論文を紹介します。

「ファイザービオンテックCOVID-19 mRNAワクチン BNT162b2 のヒト肝細胞株での細胞内逆転写について」

ファイザー社とビオンテック社が開発したCOVID-19 mRNAワクチン BNT162b2の前臨床試験において、BNT162b2 注射を受けた動物に可逆的な肝機能の作用が認められた。さらに最近の研究では、ＳＡＲＳ－ＣｏＶ－２ ＲＮＡが逆転写され、ヒト細胞のゲノムに統合されることが示された。本研究では、BNT162b2がヒト肝細胞株Ｈｕｈ７に及ぼす影響をin vitroで解析した。Ｈｕｈ７細胞をBNT162b2に曝露し、細胞から抽出したＲＮＡに対して定量的ＰＣＲを行った。その結果、Ｈｕｈ７細胞においてBNT162b2が高レベルで検出され、内因性逆転写酵素であるlong interspersed nuclear element-1（ＬＩＮＥ－１）の遺伝子発現が変化することが確認された。BNT162b2で処理したＨｕｈ７細胞でＬＩＮＥ－１Open Reading Frame-1 RNA-binding Protein（ＯＲＦｐ１）に結合する抗体を用いた免疫組織染色により、ＬＩＮＥ－１の核内分布が増加することが示唆された。BNT162b2で処理したＨｕｈ７細胞のゲノムＤＮＡをＰＣＲしたところ、BNT162b2に特異的なＤＮＡ配列が増幅された。この結果は、BNT162b2がヒト肝細胞Ｈｕｈ７に速やかに取り込まれ、ＬＩＮＥ－１の発現と分布に変化をもたらすことを示している。また、BNT162b2のｍＲＮＡはBNT162b2曝露後6時間という短時間で細胞内でＤＮＡに逆転写されることも示している。

(Intracellular Reverse Transcription of Pfizer BioNTech COVID-19 mRNA Vaccine BNT162b2 In Vitro in Human Liver Cell Line Aldén et al. (2022) current issues in moleculr biology https://www.mdpi.com/1467-3045/44/3/73/htm?s=09)

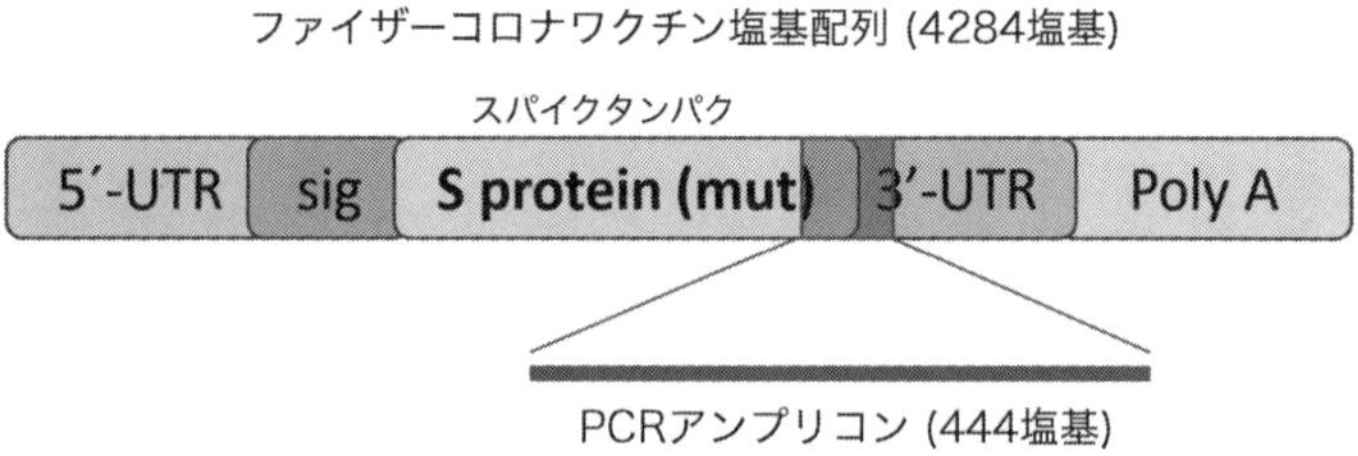

図表6－2　逆転写を検出するためのPCRのデザイン

ファイザーがEMAに提出したコロナワクチンの評価報告書のラットの薬物動態分布試験によると、コロナワクチンは複数の臓器に分布し、その中でも肝臓に分布する割合が大きいことがわかっています。そこで筆者らは、コロナワクチンがヒト肝細胞に入るかどうかを調べるために、ヒト肝細胞株Huh7にファイザーのRNAコロナワクチンを曝露させました。

筆者らはHuh7細胞を三種類の濃度（0・5、1・0および2・0μg／mL）のコロナワクチンとともに6、24および48時間培養しました。その後、細胞からRNAを抽出し、リアルタイム定量的逆転写PCRを行うと（図表6－2）、どの濃度のものからもコロナワクチンが検出されました。コロナワクチンは培養細胞へ効率良く取り込まれるようです。筆者らはLINE－1についても定量的逆転写PCRを行いました。結果、対照実験と比べてLINE－1発現は有意に増加しました。細胞を三種類の濃度のコロナワクチン（0・5、1・0、2・0μg／mL）で6時間処理し、LINE－1 ORF1タンパクに対する抗体で免疫蛍光染色を用いると、どの濃度のものからもLINE－1のタンパク質レベル

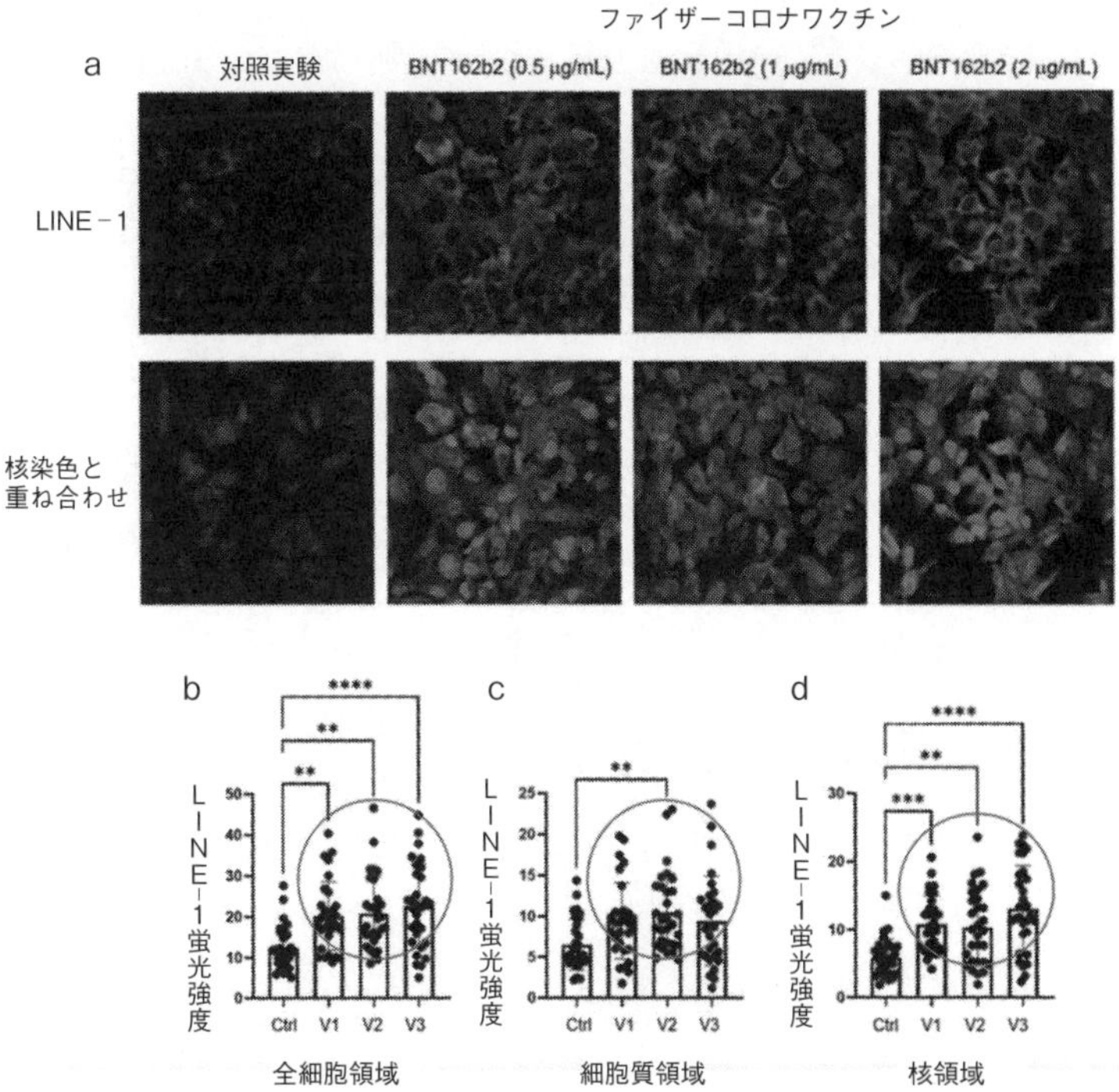

図表6－3　BNT162b2で処理したHuh7細胞のLINE-1タンパク質分布に関する免疫組織化学的研究

が増加しました（図表6‐3a）。LINE‐1の増加は細胞全体領域および核においても見られました（図表6‐3b〜d）。核領域でもLINE‐1が増加していることが重要です。

LINE‐1はヒトゲノムに残る唯一の活性型トランスポゾンであり、内在性逆転写酵素の供給源でもあります。LINE‐1自身のみならず、Alu、SINEなどの自前の逆転写酵素を持たない他の非自律型要素の複製とゲノム上の移動を媒介することができます。

「仮に逆転写酵素を持っているとしても、通常は発現していない。だからmRNAワクチンは安全だ」と主張する人もいます。しかし、そうとも言えないのです。ワクチン接種に伴い、アジュバントの作用で強い炎症反応が起こります。炎症は体内における「非常事態」であり、炎症の場では通常と違うことが起こります。家が火事になればどうなるでしょうか？　その家に居候していたネズミ達も逃げ出そうとするでしょう。大腸菌でよく知られたSOS反応では、ゲノムに寄生して眠っているラムダファージが異常事態を感知すると、宿主細胞を溶かして脱出し、別の細胞に感染しようとします。炎症という非常事態の場では、寄生体は利己的に振舞います。ぐっすりと寝ていた寄生体が起き出して脱走しようとするのです。

内因性LINE‐1の発現はコロナウイルスを含むウイルス感染時にしばしば増加します。LINE‐1タンパク質の核内への侵入が、逆転写とその後のゲノムへの組み込みと関連しています。

（該当するブログ記事掲載　2022年3月5日）

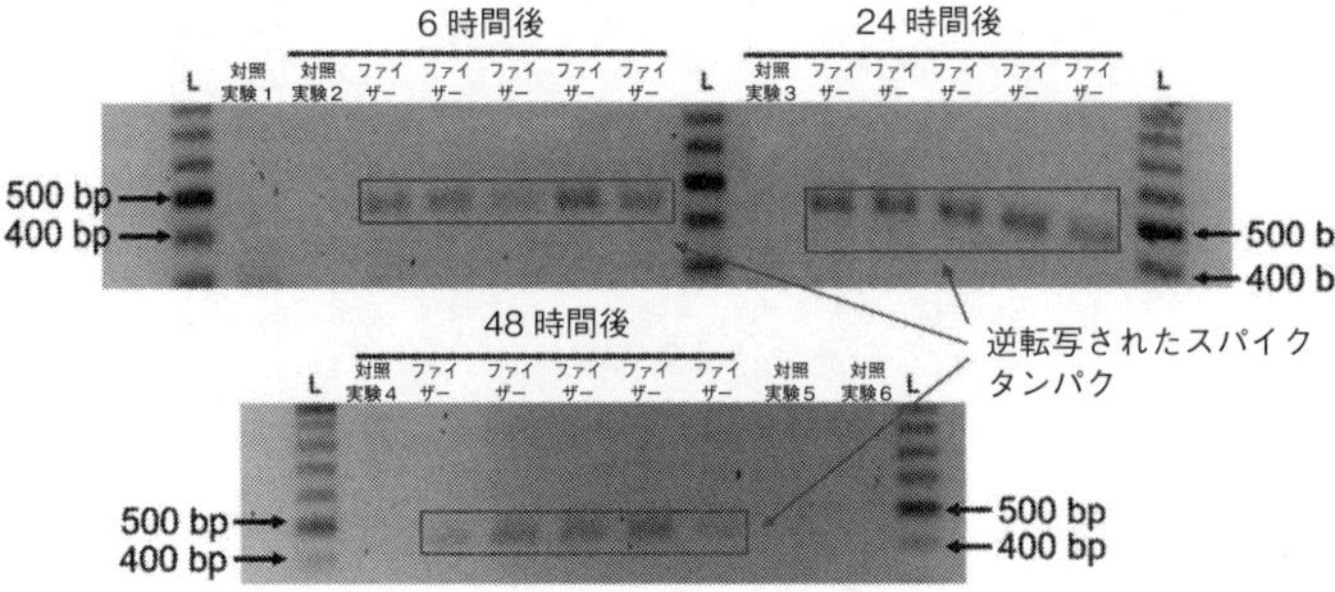

図表6-4　ファイザーコロナワクチンの逆転写産物

RNAコロナワクチンは細胞内で逆転写される

前項の論文の続きです。LINE-1が上昇した時にコロナワクチンがDNAに逆転写されるかどうかを調べるために、0・5μg／mLのコロナワクチンでそれぞれ6、24、48時間処理したHuh7細胞からゲノムDNAを精製し、RNaseで処理してRNAを除去し、コロナワクチン断片をPCRで増幅しました（図表6-4）。コロナワクチンのPCR産物は、3つのタイムポイント（6、24、48時間）全てで検出されました。つまり、細胞へのコロナワクチン曝露の6時間後にはすでに逆転写が効率良く起こっています。PCR産物の塩基配列はサンガーシークエンスにより確認されました。

今回の論文で分かったのは、コロナワクチンは細胞内で逆転写され得るということです。この際、改めて逆転写酵素の遺伝子を細胞に導入しなくとも、細胞内にもともと存在する酵素によって逆転写が起こりました。

シュードウリジンなどの化学修飾を受けたRNAでも分子生物学の実験手法で逆転写をすることは可能です。実際モデルナコロナワクチンの塩基配列を確認した報告もあり、そうした実験ではRNAコロナワクチンをin vitroで逆転写後にディープシークエンサで塩基配列を決定しています。

筆者らはゲノムDNAを精製してPCRを行っていますが、通常のゲノムDNA精製法では染色体外のDNAが取り除かれるわけではありません。今回の論文で足りない点をあえて指摘するならば、逆転写されたコロナワクチンのDNAがゲノムに挿入されるかどうかを直接確認していない点でしょうか。たくさんの種類があるmRNAの中でなぜコロナワクチンが逆転写されるかはこの研究の範囲では分かりません。他の遺伝子についての対照実験も見てみたいです。また、コロナワクチンのスパイクタンパクの全長が逆転写されるかどうかも不明です。

LINE-1はレトロトランスポゾンであり、逆転写した自分自身のコピーをゲノムに挿入する働きを持ちます。また、LINE-1は自分自身の遺伝子だけでなく、自前の逆転写酵素を持たない他の非自律型要素の逆転写とゲノムへの挿入を触媒できます。LINE-1は2つの遺伝子、ORF1とORF2を持ち、このうちORF2が逆転写酵素とエンドヌクレアーゼの活性を持ちます。ORF2はエンドヌクレアーゼ活性によってゲノムを切断し、その切断されたDNAの末端に会合させた自身のRNAから逆転写を行います。つまり通常のLINE-1の逆転写による転移においては、逆転写とゲノムへの挿入はセットになっており、同時に起こるということです。この論文では逆転写した配列のゲノムへの組込みまでは証明していませんが、ゲノムへの組込みはLINE-1の仕組みからすればむしろ自然なことなのです。

コロナウイルスゲノム（30ｋｂ）と比べるとスパイクタンパク遺伝子は３・８ｋｂと小さく、スパイクタンパク遺伝子は分子生物学の in vitro 実験の逆転写反応でも十分逆転写が可能なサイズです。６ｋｂのＬＩＮＥ-１よりも小さいくらいなので、ＬＩＮＥ-１の逆転写酵素が逆転写可能な範囲でしょう。スパイクタンパクの片方の末端は逆転写されているので、そこからスパイクタンパク全長が逆転写されたとしても驚くことではありません。

ファイザー、モデルナのコロナワクチンはＲＮＡワクチンですが、アストラゼネカ、ジョンソン・エンド・ジョンソンのものはＤＮＡワクチンです。では、ＤＮＡワクチンについてはどうでしょうか？　アデノウイルスはＤＮＡウイルスですが、遺伝子治療に使われるアデノウイルスベクターがゲノムに挿入されることは報告されています。そもそも遺伝子ワクチンとして、ＤＮＡがコロナワクチンに使われている時点で問題なのです。ＤＮＡコロナワクチンを接種した人の中には、スパイクタンパクがゲノムに組み込まれた人が既に存在していると考えられます。ではＲＮＡワクチンなら安全なのか？　そうとも言えないというのがこの研究からわかります。

ＬＩＮＥ-１の作用機序から考えると、ＬＩＮＥ-１が逆転写したＤＮＡはゲノムに挿入されることが懸念されます。転写に必要なプロモータはワクチンのＲＮＡ内には見当たりませんが、ゲノムの挿入箇所次第では転写されて、細胞が半永久的にスパイクタンパクを生産する可能性があります。

私は、コロナワクチンを接種した人全員のコロナワクチンに曝露された全ての細胞で、スパイクタンパクがゲノムに挿入されるとまで言いたいわけではありません。しかしながら、確率は不明ですがコロナワクチンが細胞内で逆転写される以上、ワクチン接種者の中にはスパイクタンパクがゲノムに挿入される事態が想定されるのです。その場合、挿入されるのは全長のスパイクタンパクの場合もあれば、部分的なスパイクタンパクが他の遺伝子と融合タンパクを作る場合もあるでしょう。ゲノムに取り込まれた遺伝子を体内から除去する方法は、現時点では存在しません。このリスクは決して無視できるものとは私は思いません。

では、コロナワクチンが実際に体内で逆転写されているかどうかを検証するにはどうすれば良いのでしょうか？　ＲＮＡワクチンが逆転写されればＤＮＡとなり、そうしたＤＮＡはＰＣＲ検査により検証可能です。例えば、血球系の細胞からＰＣＲによりスパイクタンパクＤＮＡが検出されるなら、体内を循環する細胞でコロナワクチンの逆転写が起こっている証拠となります。そして、ＤＮＡとして安定しているなら、恐らくゲノムに組込まれていると考えられます。このように、血液検査と組み合わせて精度の高いＰＣＲ検査をすれば、逆転写の有無がわかるでしょう。

（該当するブログ記事掲載　２０２２年3月5日）

7章　新型コロナウイルスは人工ウイルスか？

奇妙なオミクロンはどこから来たのか？

新型コロナウイルス2-オミクロン株の最初の症例は、2021年11月24日に南アフリカから世界保健機関（WHO）に初めて報告されました。オミクロン変異株は多数の変異を持ち、しかもオミクロンの変異は武漢型のコロナワクチンによる免疫を回避する可能性があるものです。少なくとも1年以上もの間発見されずに、オミクロンがどうやって多くの変異を獲得して進化してきたのか？　科学者の間では議論の的になっています。Science 誌に掲載された記事を紹介します。

「奇妙なオミクロンはどこから来たのか？」

突然変異は慢性的な感染者、見落とされた人間集団、または動物宿主に蓄積された可能性がある。

先週、南アフリカの科学者がSARS-CoV-2の不穏な新型を特定したと発表して以来、世界はこの新型がパンデミックの軌道をどう変えるのか、その手がかりを待ち焦がれている。しかし、緊急性は低いものの、オミクロンがどこでどのように進化したのか、そしてその出現が将来の危険な亜種を回避するためにどのような教訓をもたらすのかは、同じくらい大きな謎である。

オミクロンは明らかに、アルファやデルタのような懸念される初期の亜種から発展したものではない。むしろ並行して、しかも暗中模索しながら進化してきたように見える。

(Where did 'weird' Omicron come from? Kupferschmidt Science 2021 https://www.science.org/content/article/where-did-weird-omicron-come)

エマ・ホドクロフト(ウイルス学者、ベルン大学)の意見

オミクロンはこれまで公開されてきた数百万のSARS-CoV-2のゲノムとは大きく異なる。他の株から分岐したのは2020年の中頃ではないか。

図表7-1はコロナウイルス変異株の進化系統樹です。それぞれの点はウイルスの塩基配列です。点と点との距離は進化上の距離、つまりお互いの塩基配列の相同性(類似度)を表します。縦軸は突然変異の数、横軸は時期です。この図からわかるのは、オミクロンは他の変異株よりも突出して変異が多いこと、進化上の距離がかけ離れていること、2021年10月に突然

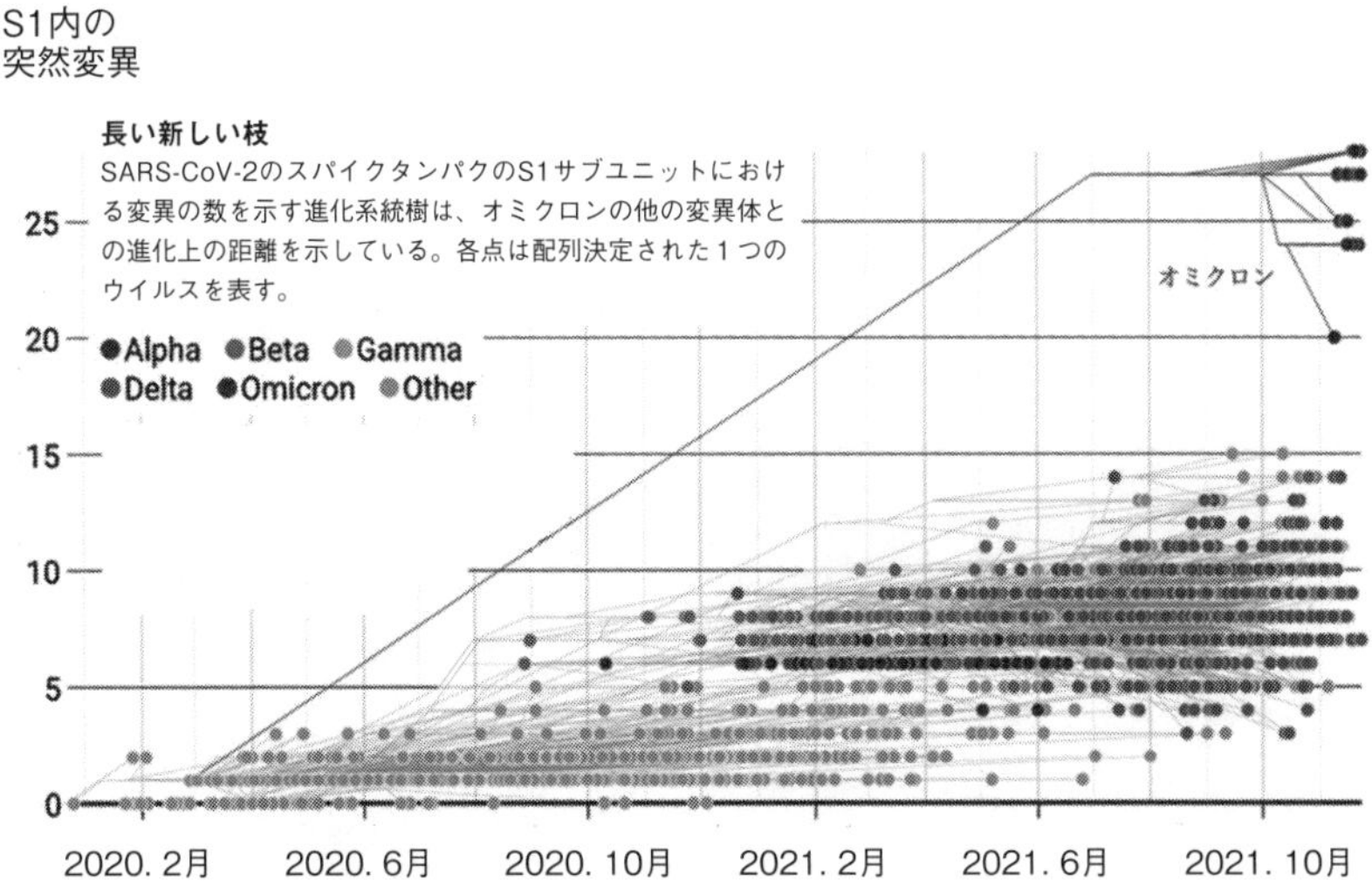
S1内の
突然変異
長い新しい枝
SARS-CoV-2のスパイクタンパクのS1サブユニットにおける変異の数を示す進化系統樹は、オミクロンの他の変異体との進化上の距離を示している。各点は配列決定された1つのウイルスを表す。
Alpha Beta Gamma
Delta Omicron Other
オミクロン
25
20
15
10
5
0
2020. 2月
2020. 6月
2020. 10月
2021. 2月
2021. 6月
2021. 10月

図表7−1　進化系統樹とオミクロン

現れて塩基配列上も時間的にも進化上の中間体が見つからないことです。
これを見ると、オミクロンの前身が1年以上もどこに潜んでいたのか？　という疑問が湧いてきます。Science 誌の記事内で科学者達はいくつかの可能性について述べています。①ＣＯＶＩＤ-19に慢性的に感染している免疫不全症の患者の中で発生した可能性、②ウイルス監視や配列決定がほとんど行われていない集団の中で循環し進化した可能性、③人間以外の生物種で進化し、それが最近になって再び人間に流入した可能性です。④アフリカのワクチン接種率が低いためとする考え方もあります。また、同記事内ではそれぞれの仮説に対する批判についても触れています。

仮説①　免疫不全のコロナウイルス慢性感染者に由来。
アンドリュー・ランボー（エジンバラ大学）の意見
オミクロンはＣＯＶＩＤ-19に慢性的に感染している免疫不全の患者由来ではないか。２０２０年末にアルファが初めて発見された時、この変異型も一度に多数の変異を獲得したように見えた。

リチャード・レッセルズ（感染症研究者、クワズール・ナタール大学）の意見
南アフリカでＨＩＶ感染が制御されていない若い女性が6ヶ月以上ＳＡＲＳ-ＣｏＶ-2を保

持していた。このウイルスは、懸念される変異型に見られるような多くの変化を蓄積しており、このパターンは、SARS－CoV－2感染がさらに長く続いた別の患者にも見られたものである。

仮説に対する反論：免疫不全患者で発生する変異型は人から人への感染力を弱めるような他の多くの変化を伴う。これらのウイルスは、現実の世界では非常に低い適合度しかない。ある個体で長期間に渡ってウイルスが生き残るための突然変異と、ある人から次の人へ最もよく広がるために必要な突然変異とが非常に異なっている可能性がある（クリスチャン・ドロステン）。

仮説②　隔離された集団の中で進化した。

クリスチャン・ドロステン（ウイルス学者、ベルリンのシャリテ大学病院）の意見

このウイルスが進化したのは、多くのシークエンスが行われている南アフリカではなく、冬の波が押し寄せたアフリカ南部のどこかではないか。この種のウイルスが進化するためには、大きな進化圧力が必要だ。

ジェシカ・メトカーフ（進化生物学者、ベルリンの高等研究所）の意見

ドロステン氏の意見に同意。このウイルスがこれほどうまくいった理由の一つは、ACE2

（ヒト細胞上の受容体）との結合が上手くいって、宿主内拡散と宿主間拡散の両方に役立つからである。つまり、人間に対する感染力の選択圧を受けているはずである。

仮説に対する反論：この種の伝染するウイルスが、様々な場所に出現することなくこれほど長い間隔離された場所は実際にはこの世界にはない（アンドリュー・ランボー）。

仮説③　動物の体内で進化した。

クリスチャン・アンダーセン（感染症研究者、スクリプス研究所）の意見

このゲノムは実に奇妙だ。このウイルスは人間ではなく、ネズミや他の動物の中に潜んでいたため、新規の突然変異を選択するような異なった進化的圧力を受けたのではないか。

マイク・ウォロビー（進化生物学者、アリゾナ大学ツーソン校）の意見

２０２０年11月下旬から２０２１年１月上旬にかけてアイオワ州で採取されたオジロジカの80％がＳＡＲＳ－ＣｏＶ－２を保有していた。他の種が慢性的に感染できるかどうか、潜在的に選択的圧力を提供できるかどうか次第でもある。

仮説に対する反論：もしウイルスの抑制に成功しているならば、ウイルスはどこかに隠れる必要があるので、動物が宿主となることをより心配するようになるだろうが、実際にはウイル

スは蔓延しており、動物に回避する必要が無い（アリス・カツオウラキス）。

仮説④　アフリカのワクチン接種率が低いため。

リチャード・ハチェット（疫病対策イノベーション連合代表）の意見

南アフリカとボツワナの低いワクチン接種率がこの亜種の進化に「肥沃な環境を提供した」。世界的な対応の特徴である世界的な不公平が、今ねぐらに帰ってきた。

仮説に対する反論：この発言を裏付ける証拠はほとんどない。「アフリカでもっとワクチンを打っていれば、こんなことにはならなかった」という考え方があるが、文字通り知るすべがない（カツオウラキス）。

今の所、オミクロンの起源と同様にオミクロンの進化の過程は未知のままです。オミクロンは他のコロナ変異株と比べて極端に変異が多いのですが、さらに奇妙なのは、その進化の途中の変異株が見つからないことです。また、オミクロンの高い感染性を考えると人間への感染力という選択圧を受けて進化したはずです。そして、アフリカで最初に見つかったということです。

それぞれの主張に対する反論ももっともです。隔離した場所で人間を宿主として進化したのならば、その地域で様々な中間体が見つかってもおかしくありません。動物を宿主として進化した場合、あるいは免疫不全の患者の体内で進化した場合には、ヒトへの高い感染力に対する選択圧を説明できません。

Science 誌の記事の議論で欠けている疑問点もいくつかあります。アフリカのワクチン接種率の低さは事実ですが、むしろアフリカ大陸ではコロナウイルス感染が大きな問題にはなっていません。さらに、オミクロンは短期間で欧米やアジアに感染を拡大したにもかかわらず、アフリカ大陸で広がっていません。武漢型コロナウイルスをベースとして開発されたコロナワクチンはそれを回避する変異株の進化を促すと考えられますが、オミクロンはまさにコロナワクチン回避に適応した変異を獲得しています。そして、現在多くのワクチン接種者が実際にオミクロンに感染しています。動物体内で進化したのであればコロナワクチン耐性を獲得する必要はありません。また、免疫不全者はコロナワクチンに対する抗体を持たないでしょうから、免疫不全者の体内で進化したとしてもコロナワクチン耐性という選択圧は受けないでしょう。またワクチン接種率の低いアフリカで、ワクチン接種者が多く住む隔離された場所は一体どれくらいあるのでしょうか。

常々思うのですが、研究者というのは意外にもいわゆる「常識人」が圧倒的多数派です。そして基本的に「科学者は意図的な捏造などしない」「悪意を持った研究などしない」という性善説に基づいた認識を強く持っています。そのため、その認識を超える事柄に対しては非常に脆弱です。「常識とは18歳までに身につけた偏見のコレクションである。（アルベルト・アインシュタイン)」私はオミクロンの起源は、性善説に基づく科学や医学の既存の常識を超えているものと考えます。コロナ騒動を考える上では、常識とは従うものではなく疑うべきものだと考えた方が良いのかもしれません。

(該当するブログ記事掲載 2022年1月4日)

フーリン切断部位の謎

コロナウイルスの大きな謎の1つに「フーリン切断部位」があります。フーリン切断部位は新型コロナウイルスの感染力に関わるのですが、これはSARS-CoVを含む近縁のコロナウイルスには本来見られないものです。では新型コロナウイルスが進化の過程でどうやってフーリン切断部位を獲得できたのか? このことはコロナ騒動の当初から一部の科学者の間では議論の的になっていました。

フーリン切断部位の配列が、モデルナ社が特許を取得した遺伝子上の配列と一致することを報告する論文が2022年2月に発表されました。この配列の特許が出願されたのは、コロナ騒動が始まる数年前の2016年です。そのため新型コロナウイルスが人工ウイルスではないかという議論が現在再燃しています。

フーリンはプロテアーゼ(タンパク分解酵素)の1つです。フーリンはタンパク質を成熟型(活性型)に切断する機能を持っており、ウイルス感染にも関わります。エンベロープタンパクはウイルスが宿主細胞に吸着、侵入する際に働きますが、様々なウイルス、例えば、ＨＩＶ、インフルエンザ、デング熱、エボラやマールブルグウイルスなどのエンベロープタンパクは、フーリン（または類似したタンパク分解酵素）で切断されなければ、完全には機能しません。

新型コロナウイルスのスパイクタンパクはＳ１、Ｓ２の２つのサブユニットからできており、このうちＳ１はＡＣＥ２受容体との結合を、Ｓ２は宿主細胞膜との融合を担っています。新型コロナウイルスは宿主細胞内でスパイクタンパクが合成された後、宿主細胞外へウイルスとして放出されるまでの間に、フーリン（または類似したタンパク分解酵素）により、Ｓ１・Ｓ２部位の開裂を受けると考えられています。スパイクタンパクが細胞内でＳ１とＳ２に切断された後も、Ｓ１とＳ２の会合は維持されます。

これに対してＳＡＲＳやＭＥＲＳなどの他のコロナウイルスでは、スパイクタンパクが次の宿主細胞のＡＣＥ２受容体に結合したのち、ウイルス全体が宿主細胞内に取り込まれ、エンドソーム内に存在するプロテアーゼであるカテプシンＬによって境界部位が開裂されるという手順を取ります。つまり新型コロナウイルスは、他のコロナウイルスにはないフーリン切断部位を持っているために感染のステップが簡略化されているわけです。フーリン切断部位は新型コロナウイルスのヒト細胞への感染力を高め、また、動物モデルではフーリン切断部位は症状の重症化に関わります。

「ＳＡＲＳ－ＣｏＶ－２のフーリン切断部位とＭＳＨ３の相同性および組換えの可能性」

ＳＡＲＳ－ＣｏＶ－２とコウモリＲａＴＧ13コロナウイルスとの間には多くの点突然変異の違いがあるが、12ヌクレオチドのフーリン切断部位（ＦＣＳ）のみが３ヌクレオチドを超えている。ＢＬＡＳＴ検索の結果、ＳＡＲＳ－ＣｏＶ－２ゲノムのフーリン切断部位を含む19ヌクレオチド部分は、ヒトｍｕｔＳホモログ（ＭＳＨ３）の逆相補体であるコドン最適化独自配列に１００％相補的に一致することが判明した。ＳＡＲＳ－ＣｏＶ－２に存在する逆相補配列はランダムに発生する可能性があるが、他の可能性も考慮しなければならない。中間宿主での組換えは考えにくい説明である。ＳＡＲＳ－ＣｏＶ－２のような一本鎖ＲＮＡウイルスは、感染細胞内で負鎖ＲＮＡを鋳型としており、負鎖ＳＡＲＳ－ＣｏＶ－２ＲＮＡとのコピー選択組み換えにより、ＦＣＳを含むＭＳＨ３負鎖がウイルスゲノムに組み込まれる可能性がある。いずれにせよ、ＭＳＨ３ ｍＲＮＡの逆相補体と１００％一致するＦＣＳを含む19塩基の長鎖ＲＮＡ配列の存在は非常に珍しく、さらなる調査が必要である。

(MSH3 Homology and Potential Recombination Link to SARS-CoV-2 Furin Cleavage Site Ambati et al. (2022) Frontiers in Virology https://www.frontiersin.org/articles/10.3389/fviro.2022.834808/full)

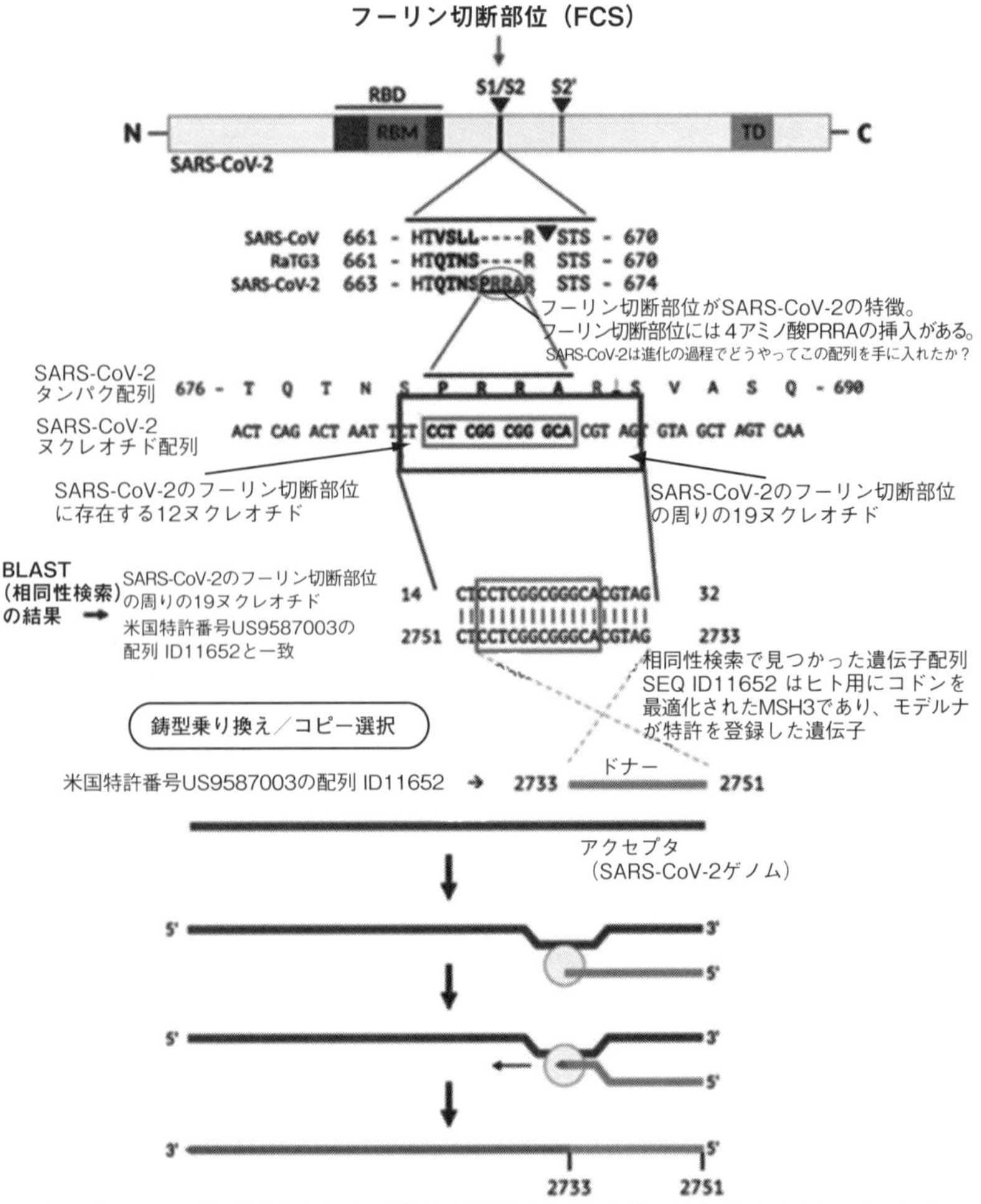

図表7−２　SARS-CoV-2のフーリン配列の起源

新型コロナウイルスの正式名称はSARS-CoV-2です。近縁のコロナウイルスとしてはSARS-CoV、RaTG13が知られています。SARS-CoVは2002年から2003年にかけて中国南部を中心に起きた重症急性呼吸器症候群（SARS）の原因となったウイルスであり、RaTG13はSARS-CoV-2の起源の1つと考えられているコウモリのコロナウイルスです。SARS-CoV-2とSARS-CoVとのゲノム相同性は77・2%、RaTG13との相同性は96・2%です。

新型コロナウイルスの特徴の1つはS1・S2境界にフーリン切断部位を持つことです。SARS-CoV-2とRaTG13の間には多くの点突然変異がありますが、3ヌクレオチド（nt）を超える挿入や相違は1つだけです。12ヌクレオチドの挿入の場所はアミノ酸配列PRRA（681-684）であり、ここにフーリン切断部位があります。フーリンは塩基性アミノ酸標的配列（正しくはArg-X-（Arg/Lys）-Arg）のすぐ下流にあるタンパク質を切断します。フーリン切断部位は他のベータ系統のコロナウイルスには見られません。

フーリン切断部位をコードする塩基配列の特徴は、CGGコドンが2つ連続していることです。このアルギニンコドンはコロナウイルスでは珍しく、頻度の低いCGGコドンがフーリン切断部位で連続して出現していることも不自然です。

12ヌクレオチドの挿入をBLAST検索（遺伝子配列の相同性検索）したところ、20

１６年２月４日に出願された米国特許番号９５８万７００３内の独自配列（SEQ ID11652, nt 2751-2733）に対応する配列が見つかりました（図表７-２）。正確には、この配列と相補する遺伝子配列と一致したということです。SEQ ID11652を調べると、一致は12ヌクレオチド（CCTCGGCGGGCA）の挿入どころか、その周りも含めた19ヌクレオチドの配列（CTCCTCGGCGGGCACGTAG）に及んでいることが明らかになりました。この19ヌクレオチドの配列はＢＬＡＳＴデータベースでは非常に稀な配列であり、同一の配列は、真核生物やＳＡＲＳ－ＣｏＶ－２以外のウイルスゲノムでは見つかりませんでした。

この特許はモデルナ社のもので、「癌関連タンパク質およびペプチドを製造するための修飾されたポリヌクレオチド」についての特許です。

Modified polynucleotides for the production of oncology-related proteins and peptides Patent US-9587003-B2 Assignee MODERNA THERAPEUTICS INC (US)、MODERNATX INC (US) Dates Grant 2017/03/07 Dates Priority 2012/04/02 https://pubchem.ncbi.nlm.nih.gov/patent/US-9587003-B2

SEQ ID11652は特許に登録されている遺伝子配列の１つ（KH664781.1）で、アミノ酸配列はミスマッチＤＮＡ修復の遺伝子ＭＳＨ３（Mut S homolog 3）と同一です。これは人工遺伝子であり、ヒト用にコドンを最適化されたものだと考えられます。

著者らによる生物統計学的解析では、この配列が3万塩基のウイルスゲノムまたは特許に記載されている遺伝子ライブラリの中にランダムに存在する確率は0.00000000321%です。つまり、この配列が偶然に成立する確率は非常に低く、ほぼありえないと言っても良いでしょう。

遺伝子の進化上では、新規の12ヌクレオチドの挿入は大きな変化です。遺伝暗号（コドン）を翻訳するルールにより、RNAは3ヌクレオチドずつアミノ酸に翻訳されます。1ヌクレオチドや2ヌクレオチドの挿入が起こるとアミノ酸翻訳の読み枠がずれてしまうので、短い挿入が繰り返し蓄積されてきたとは考えにくい。では、新型コロナウイルスのスパイクタンパク遺伝子はどうやってフーリン切断部位を獲得したのか？　ウイルスゲノムの進化には基本的に3つのパターンが考えられます。

1つ目はウイルスゲノム自身の変異です。複製の際のコピーミスのためにゲノムの配列は少しずつ変わっていきます。例外はありますが、一度に入る突然変異は1つずつです。配列の欠失や挿入が起こることもありますが、挿入のほとんどは近傍の配列の重複によるものです。

2つ目は鋳型乗り換えによるゲノム配列の混合です。複製途中のDNAやRNAが鋳型から離れ、類似の別の鋳型に会合してゲノム複製を続行することがあります（鋳型乗り換え）。異なる2つの鋳型の間で乗り換えが起こると、由来の異なる配列の一部をウイルスゲノムの中に取り込むことになります。

3つ目は、複数の分節に分かれたゲノムを持つ類似ウイルスが同一細胞に感染した場合、ゲノムの組み合わせが変わることがあります。例えば、インフルエンザウイルスなどではゲノムが複数のRNA分子に分かれている（A型、B型のゲノムは8分節、C型のゲノムは7分節）ので、複数の近縁のインフルエンザウイルスが同一の細胞に感染した場合、ゲノムの組み合わせが変わった合いの子ウイルスが生まれる可能性があります。しかし、コロナウイルスのゲノムは一本のRNAなので、こうしたことはコロナウイルスでは起こりません。

ここで重要なのは、スパイクタンパクがウイルスの細胞への感染に必須であることです。もう1つ重要なのは、コロナウイルスはスパイクタンパク遺伝子を1つしか持たないということです。

ヒトを含めた有性生殖を行う生物は父親由来と母親由来の染色体を持ち、それぞれの遺伝子を2つずつ持っています。ヒトの場合、例外は性染色体上の遺伝子です。遺伝子を2つ持っている場合、例えば父親由来か母親由来の遺伝子のどちらかが機能していれば問題ないことも多いのです。例えば、片方の遺伝子が機能を維持しているとしましょう。もう1つの遺伝子に変異が繰り返し起こり、長い時間の後に新しい機能を獲得するという可能性です。変異により機能を失い、進化の選択圧を失った時点で、壊れたままの偽遺伝子として変異が蓄積するのみになる場合が多いと考えられるのですが、その途中で遺伝子が新しい機能を獲得することも理論上はあり得ます。

コロナウイルスのゲノムは1つのRNAのみであり、そこにはスパイクタンパク遺伝子は1つしかありません。バックアップがないわけです。変異を繰り返す途中でもスパイクタンパクの機能は維持されていないといけません。変異の途中で機能を失えば、細胞に感染することが出来なくなるからです。これが意味することは、12ヌクレオチドの挿入のために何度も失敗を重ねながら短い挿入の試行錯誤を繰り返す余裕は無いということです。フーリン切断部位の獲得は、少しずつの変化の蓄積というよりは一気に起こったのではないでしょうか。そう考えると別の遺伝子から配列をコピーしたと考える方が自然です。ではその配列はどこに由来するのでしょうか。

SARS-CoV-2はコウモリ由来のコロナウイルスと考えられています。野生のコウモリが複数のコロナウイルスに感染した場合、コロナウイルスの間で鋳型乗り換えが起こると配列の一部を取り込む可能性はあります。ところが、コピーしようにも既知のウイルスにはコピー元が見つからないのです。

同一細胞への複数のウイルス感染は自然界でも起こりますが、実験室で再現することもできます。細胞株に複数のコロナウイルスを感染させると、突然変異に加えて鋳型乗り換えによってコロナウイルスのゲノムは変化していきます。ヒト細胞への感染力によってスクリーニングすることにより、ヒトに感染可能な新型のコロナウイルスを誕生させることができるかもしれません。これが「機能獲得実験（Gain-of-Function（GoF）experiments）」と呼ばれる人工進化です。病原性を持つウイルスの機能獲得実験は倫理的に大きな問題がありますが、ウイルスの実験に適したバイオセーフティレベルの施設があれば技術的には可能です。

今回、SARS-CoV-2のフーリン切断部位に見られる配列が、モデルナ社の特許内のMSH3遺伝子に存在することが確認されました。これ自体がヒト用にコドンを最適化した人工遺伝子ですので、この配列が起源であれば、野生のコウモリの体内で自然に鋳型乗り換えが起こったとは考えにくいのです。考えられるのは研究室の細胞株の中であり、機能獲得実験による人工進化の産物である可能性です。あるいは偶然鋳型乗り換えが起こったと考える必要すら無いのかもしれません。実際、人工的な操作により遺伝子を加工することは技術的には難しいことではありません。また、デザインされた遺伝子を機能獲得実験と組み合わせて人工進化させることも可能です。

フーリン切断部位は新型コロナウイルス進化の謎の1つであり、新型コロナウイルスが人工ウイルスではないかと疑われている理由の1つでもあります。同一配列が真核生物やウイルスゲノムには見当たらない一方で、コロナ騒動が始まる数年前の2016年にモデルナ社が取得した特許の遺伝子上に見つかったというのは、興味深い事実です。

（該当するブログ記事掲載　2022年4月18日）

オミクロンは進化の法則に従っていない

ＳＡＲＳ－ＣｏＶ－２のいわゆるオミクロン株は、ボツワナで初めて確認され、２０２１年11月24日に南アフリカから世界保健機関（ＷＨＯ）に報告されました。オミクロンはスパイク遺伝子（スパイクタンパクの遺伝子）に多くの新規変異を有しています。そしてその新たな変異の多さから、オミクロンは既存のコロナワクチンによる免疫反応を効果的に回避することが懸念されています。

本来ウイルスの進化に変異はつきものです。しかしオミクロンはあまりにも唐突に多くの変異を獲得しており、一体どのように進化してきたのかが科学者の間で議論となりました。オミクロンの起源を調べるには、それが自然な進化の中で発生したものであるかどうかを検証する必要があります。進化論の根幹となる法則は２つ。「ダーウィン進化論」に加え、木村資生が唱えた「中立進化論」です。中立進化とは、分子レベルでの遺伝子の変化は大部分が自然淘汰に対して有利でも不利でもなく（中立的）、突然変異と遺伝的浮動が進化の主因である、とする学説です。

分子レベルでの遺伝子の進化は単純な弱肉強食の「強ければ生き、弱ければ死ぬ」ではありません。塩基配列が変化してもアミノ酸の配列に影響しない場合があります。こうした変異を同義置換（Synonymous substitution）（またはサイレント変異（Silent mutation））と呼びます。ここではＳ変異と呼ぶことにします。Ｓ変異はアミノ酸配列が同じでも集団内に遺伝的多様性を生み出します。S変異に対して、アミノ酸配列を変化させる変異は非同義置換(Nonsynonymous substitution)(または置換型変異(Replacement mutation))です。ここではN変異と呼ぶことにします。

タンパクのアミノ酸配列はコンピュータのプログラムのようなものです。そして、それぞれのアミノ酸は3つずつのRNA配列を翻訳してできるもので、それらがタンパク上の「文字」に当たります。プログラムの文字列をランダムに変えてしまった場合、そのプログラムは機能するでしょうか? ましてや改善することはあるでしょうか? ほとんどの場合、文字の変更はすなわちプログラムの機能を失わせることになるはずです。この文字を変えることに当たる変異がN変異、同じ文字での置き換えがS変異です。

さて、オミクロンを含むコロナ変異株には、それぞれに変異、欠失、挿入が起こっています。データベースには膨大な数の各変異株の配列が登録されており、最初の問題は、遺伝子解析のためにデータベースの中からどの配列を選ぶかということです。変異株が出現してから後に蓄積した変異をどう判断するかも難しい問題です。そのため、それぞれの変異株の祖先型の遺伝子を解析することが理想的となります。

今回の解析にあたり、まずは各変異株の祖先型の配列を定義することにしました。各変異株について、最も古くに採集されている配列を10ずつGISAIDデータベースからダウンロードしました。そしてそれらに共通している配列から、各コロナ変異株の祖先型を同定し、プロトタイプ（原型）、つまり「プロト変異株」と名付けました。

図表7–3は分子系統樹です。横軸は進化的距離で、遺伝子配列の0・1％の違いの長さを併記してあります。分子系統樹からわかるように、それぞれの「プロト変異株」は武漢コロナウイルス、つまりプロト・武漢の子孫です。

まずは、プロト・武漢の配列をSARS–CoV–1、RaTG13と比較してみました。SARS–CoV–1はSARSを引き起こしたコロナウイルスであり、コウモリコロナウイルスRaTG13はSARS–CoV–2の起源の一つであると考えられています。

グラフの横軸は遺伝子です。コロナウイルスのタンパクをコードする遺伝子の読み枠（オープンリーディングフレーム：ORF）は10あります。縦軸は変異の数です。NはN変異、SはS変異。それぞれの遺伝子ごとにN変異、S変異の数を数えました。

武漢型をSARS–CoV–1と比較すると、N変異、S変異を合わせて5000以上の変異があります。武漢株の祖先型とされるRaTG13からも武漢型は1000以上の変異が入っています。ORF1abで変異が最も多く、次にスパイクタンパク（spike）で変異が多いことがわかります。ORF1abが他の遺伝子よりも頻繁に変異しているのは、単純にORF1abの遺伝子サイズが大きいからでしょう。ORF1abは21・3kbに及ぶ大きなORFであり、SARS–CoV–2ゲノム30kbの71・2％を占めています。スパイク遺伝子は3・8kbです。他の遺伝子、M、ORF6、ORF7a、ORF7b、ORF8、Nの大きさは小

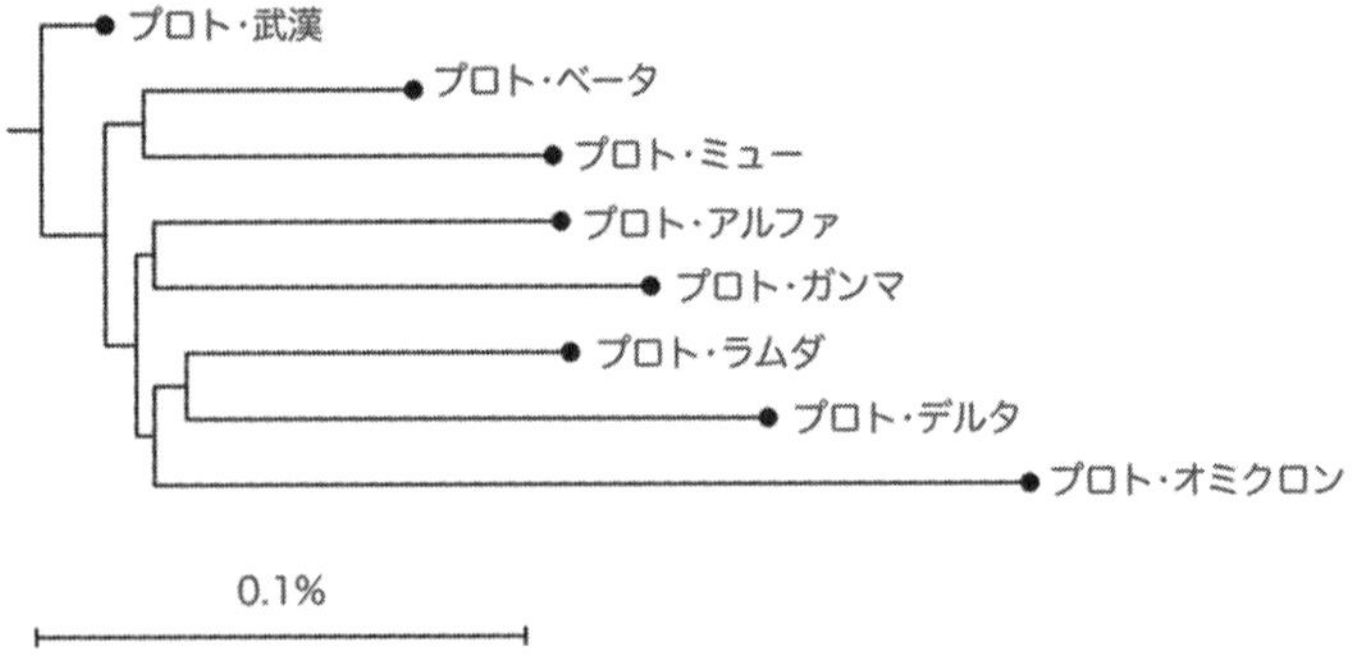

図表7-3　SARS-CoV-2変異株の祖先型と進化系統樹

さいものです。

ＳＡＲＳ－ＣｏＶ－１、ＲａＴＧ13、プロト・武漢の間の進化では、ほとんどの遺伝子でＮ変異よりもＳ変異の頻度が高いです（図表７－４）。基本的に突然変異はランダムであり、進化はその結果論です。アミノ酸配列を変化させるＮ変異の多くは遺伝子の働きを壊すものであり、Ｎ変異の多くは競争に負けて取り除かれます。一方、アミノ酸配列を変えないＳ変異は失敗とはみなされず、変異のトライ＆エラーを繰り返すうちに蓄積されていくものです。このように、Ｓ変異がＮ変異よりも多いというのは、一般的に進化の過程で見られる事象です。ちなみに、こうした中立進化は自然な進化だけではなく、機能獲得実験のような人工進化でも同様に起こり得ます。

次にプロト・武漢からオミクロンへの変異を見てみましょう。変異数の縦軸の数字に注目してください。変異が非常に多いとされるオミクロンですら変異は約３万塩基のゲノム中に50程度です。私がコロナ変異株の遺伝子解析をした際の第

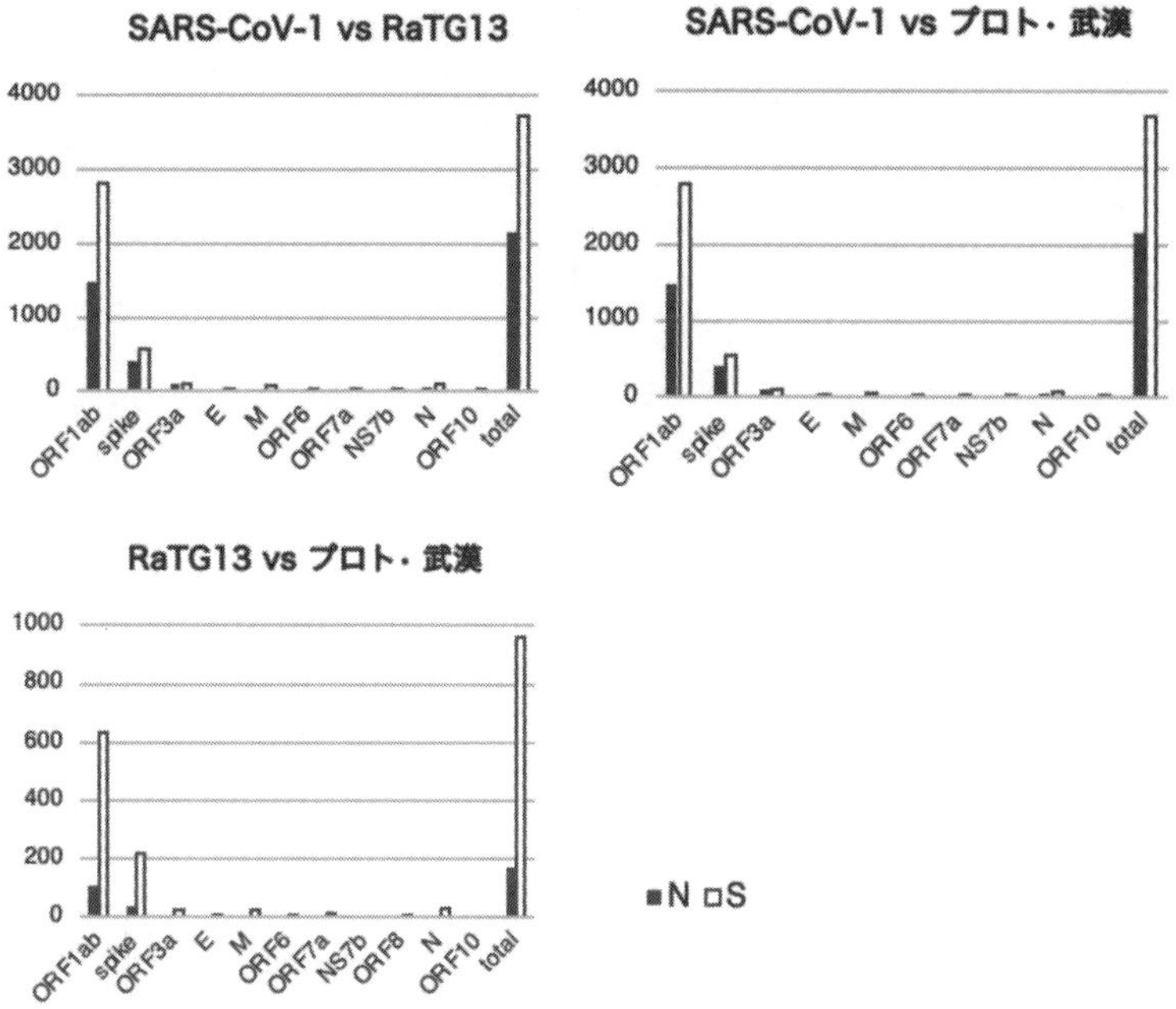

図表7－4　SARS-CoV-1、RaTG13、プロト・武漢の間の進化ではS変異がN変異より多い

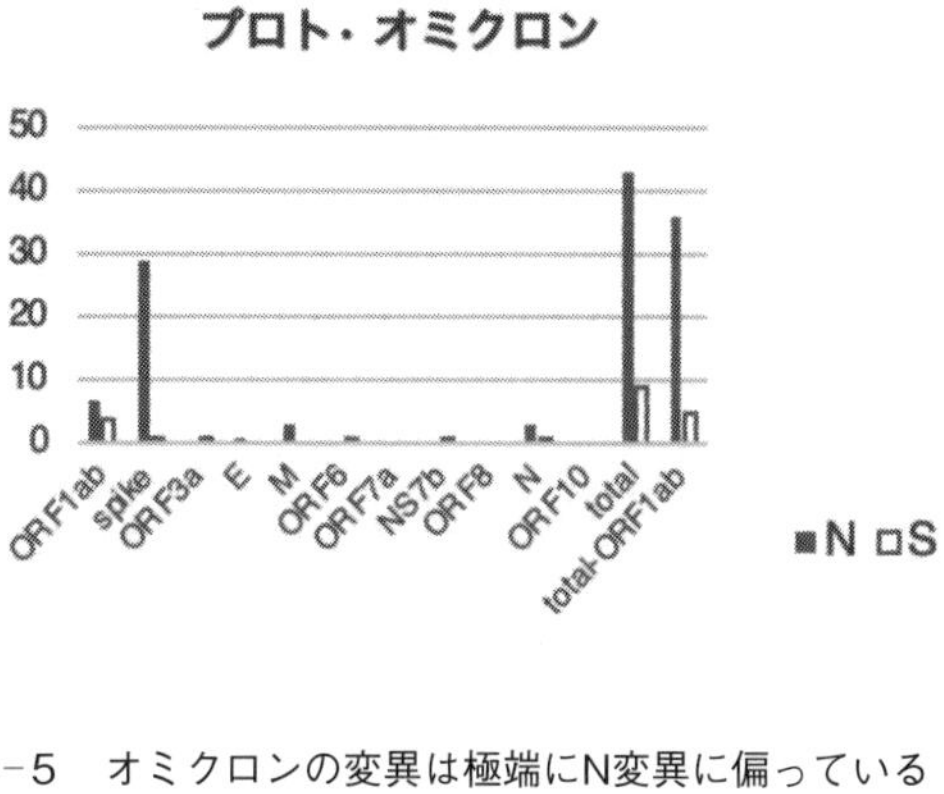

図表7－5　オミクロンの変異は極端にN変異に偏っている

一印象は、「変異株の変異自体はむしろ意外にも少ない」でした。

変異のパターンについても見ていきましょう。オミクロンのN変異、S変異の入り方（図表7－5）は図表7－4とは大きく異なっています。オミクロンのスパイクタンパクには30の変異があるのですが、そのうちS変異は1つしかありません。これは前巻の「オミクロン変異考察」の項でもお話ししました。

オミクロンの別の遺伝子も見てみると、S変異のほとんどはORF1abに集中しています（ORF1abの11個の変異のうち4個がS変異）。ORF1abを別にすると、オミクロンの全変異41個のうちS変異は5つだけです。

オミクロンの奇妙なところは、スパイクタンパクにおいてアミノ酸配列を変えない変異（S変異）は非常に少なく、ほとんど全部がアミノ酸配列を変える変異（N変異）という点です。タンパクを構成するアミノ酸は、タンパクの情報を表現する文字のようなものです。アミノ酸は20種類ありますので、イメージとしては文字の種類が多い日本語よりも、英語の26種類のアルファベットに近いかもしれません。アミノ酸配列を変える変異は、文章の文字をランダムに置き変えるようなものです。もし英語の文章のアルファベットをランダムに置き変えたならば、まず意味は通じなくなり、ましてや「より良い文書になる確率」はほぼ無いでしょう。アミノ酸配列を変えない変異は、文字のフォントを変えるようなものです。その場合、文章自体は変わりませんので、読むこと自体に差し支えはありません。自然な変異の積み重ねは、いわば試行錯誤を何度も繰り返すようなもので、その過程でアミノ酸配列を変えない変異（中立変異）が蓄積されていきます。タンパクの性質を向上させる変異は稀にしか起こりませんので、そうした変異を手に入れるためには、それよりもはるかに多い試行錯誤を繰り返さないといけません。けれども、オミクロンの変異はスパイクタンパクに集中しており、それらの変異によって感染率が高くなっているにもかかわらず、その過程に試行錯誤の跡が見られないという明らかに不自然なものなのです。

（該当するブログ記事掲載　２０２２年６月４日）

他のコロナ変異株も進化の法則に従っていない

では、他のコロナ変異株ではどうでしょうか。どの変異株も全体的にN変異が目立つのが見て取れます（図表7−6）。縦軸の数字からわかるように、他の変異株の変異はオミクロンよりは少ないものです。しかし、S変異が極端に少ない傾向は他の変異株でもオミクロンと同様です。

まず一見してわかるのは、変異が全く入っていない遺伝子が多いということです（図表7−6）。S変異はアミノ酸配列を変化させず表現形にほとんど影響しませんので、S変異はウイルス進化の過程で自然に蓄積するものです。S変異すら入っていない遺伝子が多いのは奇妙です。

オミクロンとラムダでは、S変異はスパイク遺伝子上に1つだけ存在しました（図表7-5、7-6）。各変異株のS変異のほとんどはORF1ab上に位置していました。そこで、各変異株の突然変異量からORF1ab上の変異を除いたものを比較してみました（図表7-5、7-6）。それぞれのグラフの右端にあります（total-ORF1ab）。ORF1ab上の変異を除くと、N／S比は、それぞれの変異株で非常に高くなりました。特に、プロト・デルタとプロト・ミューは、ORF1ab以外にはS変異がありませんでした。

さて、遺伝子はACGTの数によって大きさは異なります。また、コドンによってもN変異、S変異の起こる頻度は異なります。そのため、異なる遺伝子の間で中立進化の度合いを比べるためには、変異を標準化する必要があります。

例えば、LeuコドンTTAを例にして考えてみましょう。LeuコドンTTAに1塩基の置換が起こった場合、どのような変化に繋がるのか？　TTAのうち最初のTの変化が3通り、二番目のTの変化が3通り、三番目のAの変化が3通りの合計9通りです。このうち、7つはアミノ酸配列を変えるN変異、2つはアミノ酸配列を変えないS変異です。このように、コドンTTAの3ヌクレオチドは、7／3ヌクレオチド（＝3ヌクレオチド×7／9）のN部位と2／3ヌクレオチド（＝3ヌクレオチド×2／9）のS部位からなります（図表7-7）。

変異の頻度はN部位あたりのN変異数（Ka）とS部位あたりのS変異数（Ks）の比として標準化することができます。KaとKsは、この方法を最初に考案した論文で使われた用語

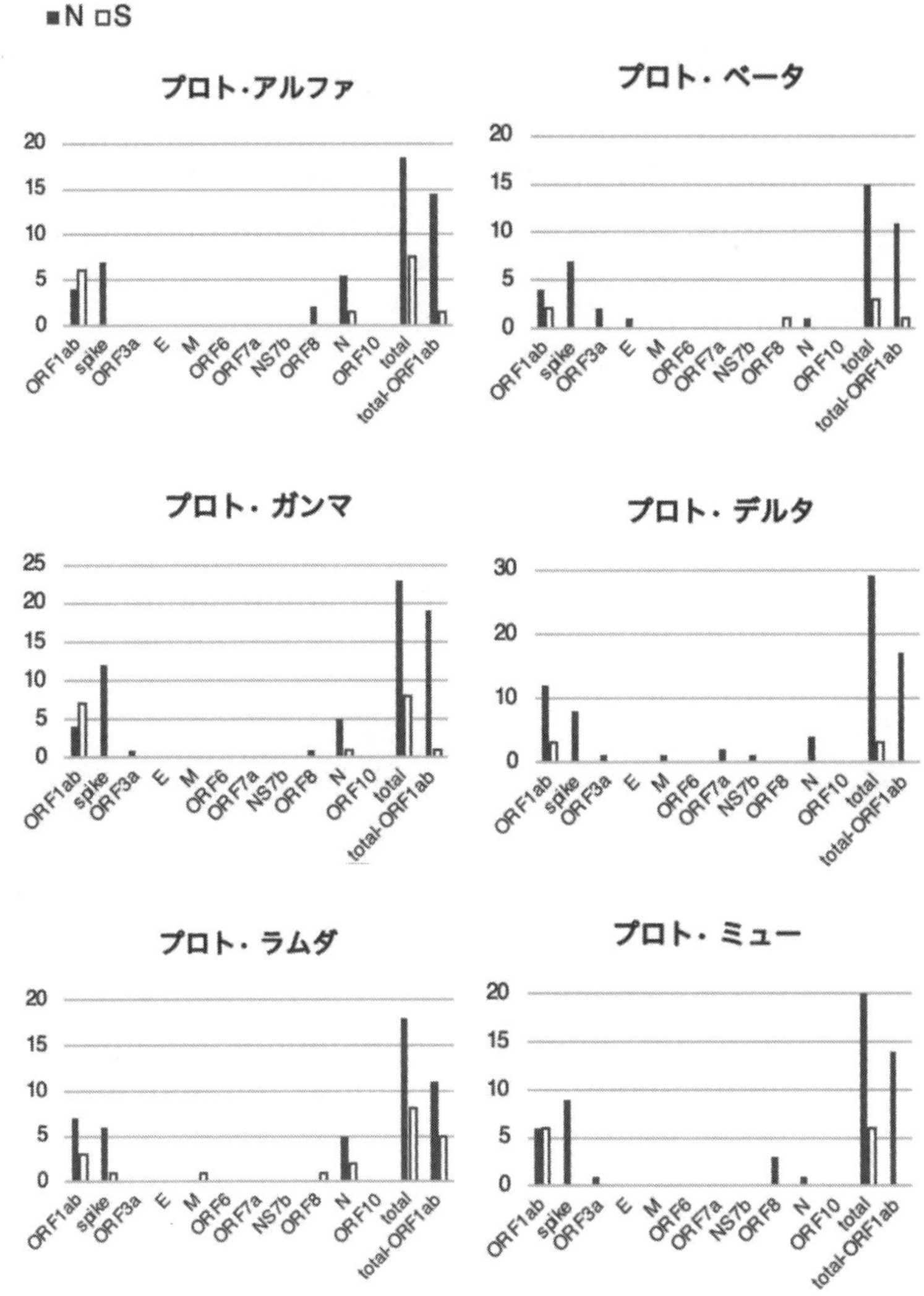

図表7−6　極端にN変異に偏っているのは他の変異株でも同様

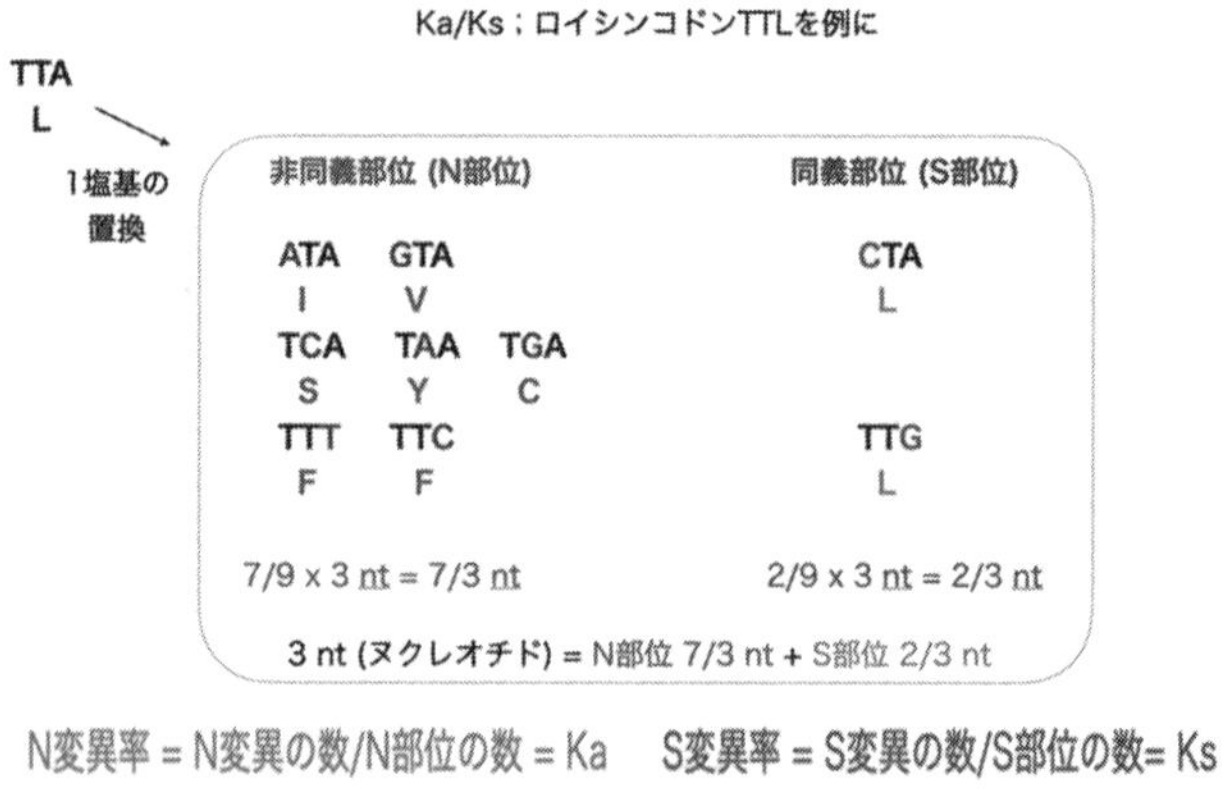

図表7－7　Ka（N変異率）、Ks（S変異率）を用いる事でサイズや配列の異なる遺伝子の中立変異の比較ができる

がその後定着したものです。遺伝子の大きさは異なりますし、遺伝子によって使用コドンも異なりますが、Ka、Ksによって標準化することで、異なる遺伝子のN変異、S変異の率を比較できるのです。ちなみに、標準化の定義からして、選択圧がなく、突然変異がランダムに導入される場合、KaとKsの比は1になります。

SARS-CoV-1、RaTG13、プロト・武漢間の進化を見てみましょう（図7-8）。Ka、Ksを用いて標準化すると、大きな遺伝子も小さな遺伝子も同じ基準で比較できますし、N変異、S変異の比較がしやすくなるのです。今度は全体的にS変異率が目立つのが見て取れます。このように、ほとんどの遺伝子でKs（S変異率）がKa（N変異率）よりもはるかに高くなっています。これは中立進化が起こっている根拠となります。アミノ酸配列を変える変化は競争に負けることが多く、進化の過程で

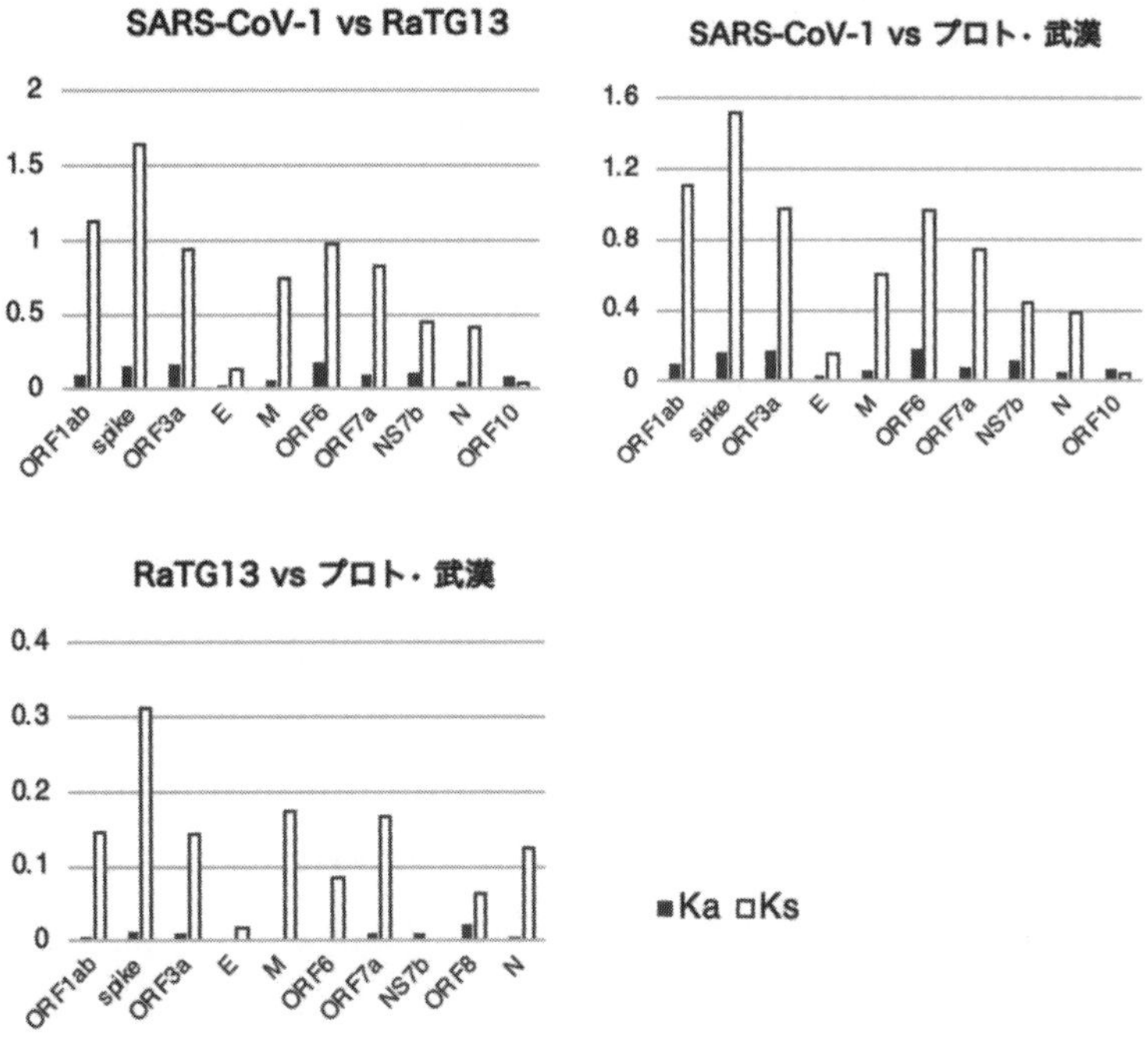

図表7−8　Ka/Ksで補正すると、SARS-CoV-1、RaTG13、プロト・武漢の間の進化は圧倒的にS変異に偏っている事がわかる

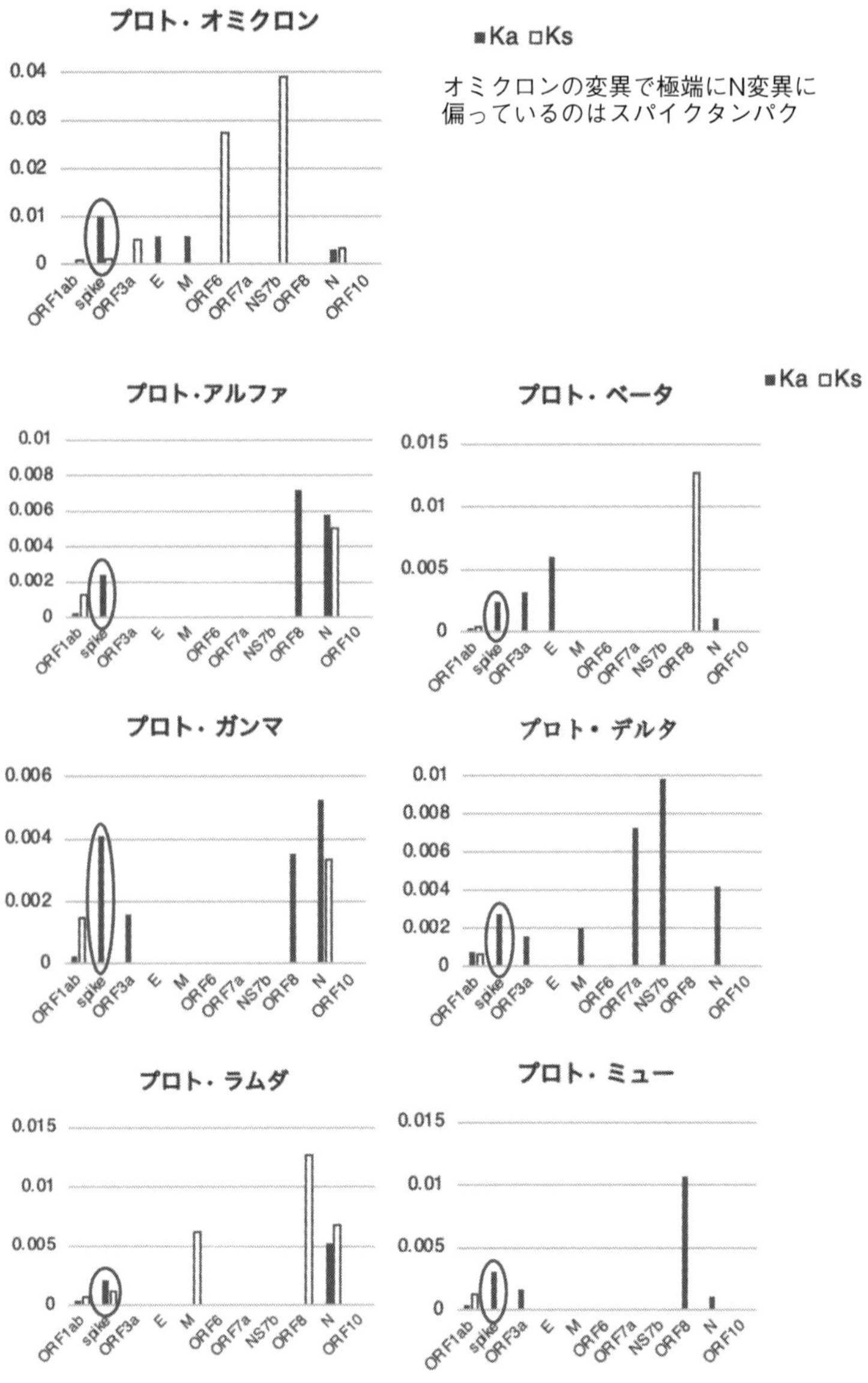

図表7−9　スパイクタンパクの変異が極端にN変異に偏っているのは他の変異株でも同様

蓄積しやすい変異は圧倒的にＳ変異の方なのです。

　では、各コロナ変異株ではどうでしょうか。ここで注目すべきはＯＲＦ１ａｂおよびスパイクタンパクの遺伝子です。ＯＲＦ１ａｂのＫａは、プロト・デルタを除くすべての変種においてＫｓより一貫して低い値でした（図表7-9）。逆に、スパイク遺伝子のＫａは、すべてのプロト変種において、そのＫｓよりもはるかに高いのです（図表7-9）。Ｋａ、Ｋｓにより補正することで、スパイクタンパクの変異の特殊性が浮かび上がってきます。つまり、コロナ変異株のスパイク遺伝子では中立進化は起こっていないのです。

　特定の変異株の遺伝子次第ではＫｓが高い場合もあります。小さい遺伝子（Ｍ、ＯＲＦ６、ＯＲＦ７ａ、ＯＲＦ７ｂ、ＯＲＦ８、Ｎ）では、たった1つの変異でもＫａとＫｓの値が大きくなってしまうという傾向があります。言い換えると、小さな遺伝子では時々Ｓ変異は起こっているということです。

　また、いくつかの変異株の特徴も見て取れます。プロト・デルタやプロト・ミューではＯＲＦ１ａｂ以外にはＳ変異が無いのです（図表7-9）。これは進化の過程としては異常です。

　このようにオミクロン以外の変異株のスパイクタンパクの変異もアミノ酸配列を変えるＮ変異ばかりなのです。「新型コロナは自然発生した」という可能性も理論上はゼロではないでしょう。しかしそうした確率は、天文学的に低い確率です。あらかじめ答えを知っている変異を人為的に導入したと考えるのが自然なのです。つまり、「このウイルスは人工的に作られたものではないだろうか」ということです。

（該当するブログ記事掲載　2022年6月4日）

変異株を含めて新型コロナウイルスは人工ウイルスではないか？

では、なぜコロナウイルス変異株のスパイクタンパク遺伝子にはS変異がほとんど見られないのか？　理由を考えてみましょう。

例えば、「新型コロナウイルスのスパイクタンパク遺伝子ではすでにコドンが最適化しており、タンパク翻訳効率が最高レベルになっていた。そのためS変異を避けるような選択圧が働いたのではないか？」という意見。

――いいえ、そのようなことはないでしょう。これはコロナワクチンの遺伝子配列を確認するとわかるのですが、ファイザーとモデルナのRNAワクチンは完全長のスパイク遺伝子をコードしており、2つのプロリン置換を除いてアミノ酸配列は武漢型のスパイク遺伝子と同一です。これらのRNAワクチンでは翻訳効率を高めるために大量のS変異が使われているのです。すなわち変異株のスパイク遺伝子がS変異がほとんどないのは、「すでにコドンが最適なものだから」という理由では説明できません。

では、「新型コロナウイルスではそもそもS変異が起きにくいような仕組みがあるのではないか？」という反論はどうでしょうか。

——いいえ、これもＳＡＲＳ−ＣｏＶ−１、ＲａＴＧ13、プロト・武漢の間の進化を見るとわかりますが、これらのウイルス間の進化ではスパイク遺伝子でＳ変異率が高いのです（図表７−８）。変異株のスパイク遺伝子にＳ変異がないこと（図表７−９）はコロナウイルス進化の特徴とは言えません。

コロナウイルスのスパイクタンパクは細胞への感染を媒介します。スパイクタンパクはＡＣＥ２受容体に結合した後、膜融合を媒介するフソゲンとして機能します。免疫を回避するためならば、アミノ酸置換は多いほどウイルスにとっては好都合かもしれませんが、フソゲン機能を維持するためにはランダムなアミノ酸変化を受け入れないはずです。

通常、遺伝子の突然変異と選択は段階的に起こります。変異が機能的に選択され、固定された後、次の突然変異と選択が続きます。Ｎ変異がタンパク質の機能を向上させることは稀であり、有害な変異は進化の競争のうちに除去されるため、重要な遺伝子ではＮ変異の数は減少します。一方、Ｓ変異は表現型の変化を引き起こすことがほとんどないため、翻訳効率を極端に低下させない限り、一般にＳ変異は取り除く選択の対象にはなりません。

このように、Ｓ変異は進化の過程で蓄積される傾向があるのです。Ｓ変異の蓄積スピードは異なる遺伝子間でも同程度であるため、Ｓ変異は近縁種が分岐してからの進化時間を計る分子時計として利用することもできます。驚くべきことに、新型コロナウイルス変異株では、Ｓ変異はＮ変異よりも著しく低い頻度で起こっています。これはすなわちコロナウイルスのスパイク遺伝子の進化が進化論の法則に則らずに起こったということを意味しています。さらに、S変異の分子時計の特徴から、スパイク遺伝子の変異はごく短期間に獲得されたということもわかります。変異株のそれぞれの変異は、進化時間の上では非常に奇妙なことに文字通り「一瞬のうちに」獲得されているのです。

コロナ変異株は、高い感染率を維持しながら短期間に新しいスパイクタンパクを進化させたことになっています。これらの変異株のスパイク遺伝子は、コロナゲノムの他の部分とは対照的に、中立的な進化を受けていません（図表7-10）。タンパクを構成するアミノ酸は20種類。N変異は20択の選択問題で正解を当てるようなものです。極端な例はオミクロンのスパイク遺伝子であり、一度やり直しただけで（S変異）、つまり、20択の選択問題で29問連続正解（N変異）を当てているわけです。突然変異はランダムですが、こうも当てずっぽうで連続して正解ばかり引けるものでしょうか。むしろ、特定の変異を持つスパイク遺伝子がウイルスゲノムに「人為的に挿入された」と仮定しないと説明が難しいのです。

プロトデルタとプロトミューの変異が全体的にN変異に偏っているように（図表7-4、7-5、7-8、7-9）、変異株によっては人工遺伝子の可能性があるのはスパイク遺伝子に限りません。専門知識と相応の設備があれば、分子生物学やゲノム編集などの技術で特定の変異を導入すること自体は難しくありません。

コロナウイルスにおけるスパイクタンパクのS変異の有無では、変異株と武漢株は対照的で

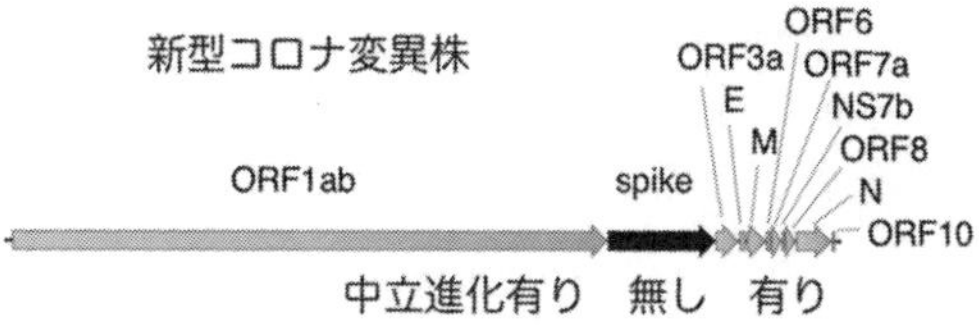

図表7-10　新型コロナウイルス変異株のスパイクタンパクには中立進化が起こっていない

す。武漢株には確かに中立進化の跡が見つかるのです。それはなぜでしょうか。

武漢株が人工ウイルスであると疑われる理由は実際に複数あります。1つはコロナウイルスが進化の過程でフーリン切断部位を突然獲得したこと、さらにはこの配列がモデルナが2016年に特許を出願した遺伝子配列と共通していることも指摘されています。

また、そもそも新型コロナパンデミック発生の経緯自体も非常に奇妙です。2019年12月に新型肺炎の患者が中国の武漢で報道され、その後コロナ騒動が始まりましたが、SARS-CoV-2の塩基配列が決定され、このウイルスが肺炎の原因だとする論文がNature誌に投稿されるのに、最初の患者の発見からわずか1ヶ月。通常だと数年かかってもおかしくないプロセスです。

つまり、武漢株の成立には、機能獲得実験による人工進化が使われた可能性が非常に大きいということです。実験室における人工進化でもランダムな突然変異と機能による選択の組み合わせが必要であり、N変異は競争に負ける一方、S変異は蓄積する傾向があります。ちなみに武漢株では、新型コロナウイルス作成のために人工進化が使われたと考えられますが、他のコロナ変異株では人工進化すら起こっていません。変異株の遺伝子配列上から見えてくるのは、あらかじめ決まった変異を人為的に導入されたものである、すなわち、デザインされたウイルスだと強く疑われるということです。

機能獲得実験による人工進化の過程では、感染力や毒性を高めるような変異のカタログも作成できます。そうしたカタログを元にデザインされたのがコロナ変異株ではないでしょうか。実際、変異株にもS変異を適当に散りばめることによって、自然な進化に見せかけることも可能です。しかしその配列には不自然さを隠そうとした形跡すらありません。

もしもこのウイルスが本当に人工のものならば、そもそも各国におけるコロナウイルスの流行すらも自然なものなのかどうかを考えてしまいます。その場合はもはや性善説に基づく常識的な科学や医学の判断だけでは対応できないでしょう。

この解析につきましては論文形式としてまとめ、現在プレプリントサーバにアップロードしています。原文をお読みになりたい方はこのURLからアクセスしてください。

Mutation signature of SARS-CoV-2 variants raises questions to their natural origins. Hiroshi Arakawa https://zenodo.org/record/6601991#.YpcWy0su2w

（該当するブログ記事掲載 2022年6月4日）

人工ウイルス由来のコロナワクチン

これまで触れてきたように、新型コロナにおける変異はアミノ酸置換型がほとんどです。この特徴はオミクロンだけではなく、全ての変異株で共通です。このように、新型コロナは木村資生の中立進化説に従っていません。しかもこの特徴はスパイクタンパクで顕著です。新型コロナウイルスは人工ウイルスではないかと推測されるという所以です。そして、デザインが最も反映されているのがスパイクタンパクです。それでは人工ウイルス説の観点からコロナ騒動を見返すとどうなるでしょうか？

コロナ騒動が始まった当初、私は「新型コロナウイルスは人工ウイルスなのではないか」とまず疑いました。その当時は証拠を見つけることができなかったものの、新型コロナが仮に人工ウイルスだとすると、これは危険な事態に繋がると考えました。致死率の高いウイルスをデザインし合成することは技術的に可能だからです。しかし、実際にはコロナウイルスの致死性は低く、感染し発症したとしても、健康な若い人はほとんど死ぬようなものではありませんでした。それでは何のために、わざわざ致死性の低いウイルスをデザインしたのか？

新型コロナウイルスのデザインの中心はスパイクタンパクであり、スパイクタンパクこそがコロナウイルスの毒性の本体でもあります。しかし、スパイクタンパクの毒性は多様ですが、それらは必ずしも急性の致死的な毒性ではありません。むしろ、毒性の多くは遅発性であり、長期間を経てから顕在化すると予測されます。まさに時限爆弾のようなものです。そして、スパイクタンパクの毒性を保ったまま、それを遺伝子ワクチンとして利用しているのがコロナワクチンです。遺伝子ワクチンのデザイン上、また免疫の仕組み上、ワクチンによって体内で曝露されるスパイクタンパクの量は、コロナウイルスへの感染で曝露する量よりずっと多いのです。

人工ウイルス説から考えると、そもそもこのパンデミック自体がテロではないのか？　そして、スパイクタンパクがデザインの中心ということから考えて、テロに使われる「主力兵器」はウイルスよりもむしろ、コロナワクチンではないのか？　これはコロナ騒動の本質を理解するために重要な疑問だと思います。

8章　コロナワクチンの副反応は他者に伝播するか

コロナワクチンシェディング

ＳＮＳや私のブログのコメント欄でも、コロナワクチン接種者から他者への副反応の伝播をうかがわせる報告が散見されます。いわゆる「シェディング」です。本来の「ワクチンシェディング」とは、生ウイルス（ウイルスそのもの）を使ったワクチンを打った人間がウイルスに感染してしまうことによってウイルスを周囲に放出するという現象です。そういった意味では、そもそも生ウイルスを用いていない遺伝子ワクチンによってワクチンシェディングが起こるということ自体が奇妙な話です。以降、コロナワクチン接種者から他者への副反応の伝播を便宜的に「シェディング」と呼ぶことにします。

シェディングの症状で多く耳にするのは、月経不順や不正出血などの生殖系の異常です。そして、皮膚症状、頭痛、関節痛、下痢など報告される症状はある程度共通しており、具体的なものが多く、一概にその全てが気のせいや勘違いまたは捏造だとは言えなそうなのです。そしてシェディングの症状を訴えるのは、基本的にワクチン接種者ではなくて非接種者です。したがって、ワクチン接種者が社会の大半を占める現状においては、シェディングを感知し得る人自体が少数派ということになります。

シェディングの現象が確かにありそうだと思える根拠の一つが、しばしば耳にするコロナワクチン接種者の「体臭」が変わるという体験談です。体臭に現れるということは「ワクチン接種者が何らかの揮発性の物質を分泌」しており、それが「他者が嗅覚受容体で感知し得る」物質であることを意味します。実際に嗅覚受容体遺伝子の数は膨大であり、また嗅覚受容体にはゲノムレベルでの差異が数多く存在するため、認識できる匂いにも個人差が存在します。このため全ての人が「接種者特有の匂い」を感知できなかったとしてもおかしくはありません。私を含め、接種者の体臭に変化などを感じた体験が特に無いという人も実際多いです。

コロナワクチン後遺症の存在すら否定する医療機関が多い現状においては、ワクチンシェディングの情報については医療機関はもとより頼りになりません。では、ワクチンシェディングという現象があると仮定した場合、それを引き起こしている物質の正体は一体何なのか？いくつか考えられる可能性を挙げてみます。

まず第一に考えられるのは、コロナワクチンによって作られるスパイクタンパクです。スパイクタンパクはエクソソーム上で数ヶ月以上血中を循環することが分かっています。また、フーリン切断部位で切断されたスパイクタンパクそのものも血中を循環している可能性があります。汗の原料は血液であり、血中を循環するものは汗として分泌されてもおかしくありません。ただ私が気になるのは、シェディングによる症状はワクチン後遺症と似てはいるが、同一ではないという点です。このため、スパイクタンパクがシェディング現象の本体かどうかは不確かです。

第二に考えられるのは、コロナワクチンによって接種者の体調が変化し、何らかの揮発性の物質を分泌するようになったという可能性です。人間にもフェロモン様の物質とその受容機構があります。例えば、フェロモンにより、女子寮のルームメイトの月経周期が同調するといった現象は知られています（McClintock, M.K.: Menstrual synchorony and suppression, Nature (1971).）。

フェロモンを感知するのも嗅覚受容体ですが、前記のように嗅覚受容体は個人差が大きく、そのためフェロモン様物質などの分泌性物質が原因であった場合、シェディングの個人差が大きくとも不思議ではありません。

第三の可能性はコロナワクチンへの生ウイルスの混入汚染です。もちろんこれはあってはならないことです。

第四の可能性は、その他の全く未知の仕組みによるものです。例えば放射線や電磁気力は肉眼では見えませんが、直接の接触が無くとも対象に影響を及ぼすことはよく知られています。製薬会社との取り決めにより、現時点ではワクチンの成分の全てが明らかにされていない以上は、本来どのような可能性も頭ごなしに否定すべきではないというのが科学的な態度でしょう。

シェディング現象が事実であれば大問題です。けれども現状では情報がまるで足りず、現象の存在の有無、症状の多様性、作用機序を含めて現時点で断定できることはありません。例えばもし、ある現象を「理論的にありえない」と否定する人がいるとします。しかしその現象は実際に繰り返し観察されており、それぞれ複数の人が独立に経験しているとします。その場合には、現象が存在するのが正しく理論自体が間違っているという可能性を考えなくてはなりません。

（該当するブログ記事掲載二〇二一年六月一六日、二〇二二年一〇月七日）

ファイザープロトコルへの疑惑

ワクチンを接種した人がスパイクタンパクを外部に分泌し、周囲の人間に副反応を他者に起こさせる可能性がファイザー社の文書内で触れられているという指摘があります。実際にワクチン接種者が未接種の家族に副反応を誘発させているように見えるケースも報告されており、シェディングの現象はワクチンメーカーも当初より認めていたのではないかとSNS上などでも議論されました。この疑惑を検証してみましょう。

ファイザー社のコロナワクチン臨床研究実施計画書の「有害事象と重篤な有害事象」の章からです。

8.3.5.2. Exposure During Breastfeeding

"An example of environmental exposure during breastfeeding is a female family member or healthcare provider who reports that she is breastfeeding after having been exposed to the study intervention by inhalation or skin contact."

授乳中の環境曝露の例として、女性の家族または医療従事者が、吸入または皮膚接触により「研究介入」に曝露された後に授乳していると報告することが挙げられる。

8.3.5.3. Occupational Exposure

"An occupational exposure occurs when a person receives unplanned direct contact with the study intervention, which may or may not lead to the occurrence of an AE. Such persons may include healthcare providers, family members, and other roles that are involved in the trial participant's care."

職業的曝露は、ある人が「研究介入」に予定外の直接接触を受けた場合に生じ、それが有害事象の発生に繋がることもあるし、繋がらないこともある。そのような人には、医療従事者、家族および試験参加者のケアに関わる他の役割が含まれる。

ここで問題となるのは"study intervention"「研究介入」という用語の解釈です。「研究介入」という用語は広い意味で受け取ることが可能だからです。実際にその部分の広義に捉えられる記述の曖昧さ故に英語圏の人々の間でも解釈が分かれ、混乱の原因ともなっています。

具体的には「研究介入」が指すのは何かという話です。「研究介入」を「ワクチン」ではなく「ワクチン接種者」と解釈するなら、ワクチン接種者が第三者に有害事象を及ぼすことになるからです。

ファイザーのプロトコルによると、

"Study intervention is defined as any investigational intervention(s), marketed product(s), placebo, medical device(s), or study procedure(s) intended to be administered to a study participant according to the study protocol."

研究介入とは、研究プロトコルに従って研究参加者に投与されることが意図されている、治験介入、市販品、プラセボ、医療機器、研究手順と定義される。

このように、「研究介入」の定義は多岐に渡っています。「治験薬」や「ワクチン」と明記せずに、なぜわざわざこの広い解釈が可能な曖昧な用語が使われたのかを考える必要があります。他の意味も含まれているのではないか、という疑惑です。

さて、ここからは一つの仮説の話になりますが、例えば「研究介入」の定義の中には医療機器も挙げられます。事実上ｍＲＮＡワクチンは遺伝子ワクチンであり、接種後には接種者の体内でワクチンの成分となるスパイクタンパクを「製造」させます。そしてこれは例えば産業や研究でも使われる「バイオリアクター」の働きともそのまま類似します。バイオリアクターとは生体触媒を用いて生化学反応を行う装置の総称で、酵素を用いるものや微生物や動物細胞をそのまま用いるものなどがあります。バイオリアクターを用いて酵素や抗体などの特定のタンパク質を量産することもできます。

遺伝子ワクチンの仕組み上、ワクチンの接種後は接種者はスパイクタンパクを体内で生産するようになる、つまり身体がある意味実際にバイオリアクターの働きを持つようになるわけです。言葉通り捉えると、広い意味での「医療機器」になったとも解釈することができます。「従来の」ワクチンではこうしたことは起きませんので、仮に他剤のプロトコルで同様の記載があったとしてもこの解釈は成り立ちません。しかし遺伝子ワクチン（遺伝子導入）の場合はこういった見方すらもできるわけです。飛躍しているようにも見えますが、これは文法上も文脈上も理屈上も可能な解釈と言えます。

ちなみに、私がブログを始めたごく初期に初めてシェディング現象について触れた時点では、私の中では単に数あるコロナワクチンの危険性の可能性の中の一つとしての扱いでした。にもかかわらず、不思議なほどにコロナワクチン推奨派やいわゆるアンチと呼ばれる方達が突如として激しいリアクションをもってその記事を攻撃してきた経験は、結果的に私のブログの方向性を決めるターニングポイントになりました。ワクチンメーカーにとって最も触れられたくないことのひとつが、ワクチンシェディングなのかもしれません。

（該当するブログ記事掲載 二〇二一年七月一八日）

シェディングの原因物質は何か？

ここではコロナワクチン接種者から他者への副反応の伝播を便宜的に「シェディング」と呼んでいます。実際この現象が存在するか否かすらも議論が分かれています。私もかねてより知りたいと思っていたのですが、医療機関や研究者からの情報自体手に入らないのです。そこで私のブログ上で体験談を募集してみたところ、実に100名以上の方からの貴重な報告をいただき、コロナワクチン接種者から何らかの副反応の伝播を受けたという多くの証言が集まってきました。記事のコメント欄がすでにシェディング体験談のデータベースのようになっています（https://note.com/hiroshi_arakawa/n/n18afc57a52d1）。

いずれの話も非常に興味深いです。もちろん体験談の全てがワクチンシェディングによるものとは断定できません。しかしながら、証言は具体的なものが多く、また複数の証言において共通の現象を確認しています。そういった意味でも、私は現時点ではシェディングの現象の存在自体はもはや否定することが難しいと考えています。ここではコメント欄に寄せられたシェディングの体験談から、シェディングの実態や作用機序について仮説を立てながら考察したいと思います。

私がシェディング現象の存在を否定できないと考える根拠の一つは、コロナワクチン接種者の体臭が変わることがある、そしてその体臭と非接種者の健康被害に因果関係がありそうだということです。まずは体臭について考察してみます。

コロナワクチン接種者に特徴的な体臭は複数あるようなのですが、証言からは大きく分けると二種類に見えます。一つはケミカルな匂い。もう一つは加齢臭様の匂いです。

ケミカルな匂いの中でもとりわけ多く見られた表現が「柔軟剤のような匂い」です。他にも「甘い匂い」「消毒液の匂い」「殺虫剤の匂い」「薬品臭」「香料の香り」「接着剤の様な匂い」「入浴剤のような匂い」「写真のフィルムの匂いを強烈にしたような匂い」。また、おそらくこれらとは別系統の匂いと思われる「塩素系の匂い」の報告もありました。このようにケミカルな匂いと言っても複数の種類がありそうです。

匂い物質の候補の一つはホルムアルデヒドです。空気測定器により、ホルムアルデヒド、総揮発性有機化合物（ＴＶＯＣ）の異常値が測定されたとの報告がありました。ちなみに、ホルムアルデヒドの水溶液がホルマリンです。また、ホルムアルデヒドは「シックハウス症候群」の原因物質の一つですが、シックハウス症候群の症状はシェディングの症状と共通点もありますす。ただし、ホルムアルデヒドの匂いは刺激臭であり、匂いから判断するとホルムアルデヒドだけが原因とは考えにくそうです。

また別に「二日酔いのような呼気」という例えもありました。二日酔いの原因物質でもあり、アルコールの代謝によって生成されるのがアセトアルデヒドです。ホルムアルデヒド以外のアルデヒドも関係していそうです。実際、総揮発性有機化合物には多様な化学物質が含まれるように、シェディングを仲介する揮発性有機化合物も多様であるかもしれません。アルデヒドは香料にも使われます。不快臭と言われるものでも、薄めたり他の匂い物質と組み合わさることで「甘い香り」になる可能性もあります。

また、コロナ感染者が加齢臭様の匂いがしたという報告もありました。前述のケミカルな匂いと加齢臭のような匂いは別の物質によるものかもしれません。もし加齢臭様の匂いがコロナワクチンとコロナウイルスに共通するのならば、この匂いの候補はスパイクタンパクそのもの、あるいはスパイクタンパクの代謝産物の可能性があります。では、接種者からスパイクタンパクは分泌されているのか？　この疑念は以前からも議論されてきました。コロナワクチンを接種した家族からのシェディング被害を受けた未接種者が抗体検査を受けると、ヌクレオカプシドの抗体は陰性なのにスパイクタンパクの抗体のみが検出されたとの報告がありました。コロナワクチンを接種せずとも、シェディングによるスパイクタンパクの曝露の可能性は否定できないと私は考えます。

また、ファイザーとモデルナのワクチン接種者の匂いも微妙に異なるようです。ファイザーとモデルナのＲＮＡワクチンによるスパイクタンパクのアミノ酸配列は同一です。このことから、匂いの原因はスパイクタンパクだけとは考えにくくなります。

ワクチン接種者がその場を離れた後でも空間にしばらく匂いは残留するようです。空間に残留する匂いは何かに付着したものかもしれません。実際、雨の日にアクリルの服で外出すると服がその匂いを吸着するがポリエステルなら大丈夫、という報告もありました。風呂やプールでもシェディングの報告があることから、匂い成分の中には水に溶けるものがあり、しかも水溶液中でも活性や毒性は保たれるようです。

報告からも、匂い成分は呼気や汗から出ていると考えられます。代謝が活発な若い人や太った人の方が匂いが強く、高齢でも代謝の高い元気な方が匂いが強い傾向があるようです。また、匂いはアルコールにも影響を受けるようです。飲酒した接種者から一時的に甘い匂いを感じたワクチン未接種者が、その後鼻血を出した例もありました。

ニンニク臭で例えている方がおられ、その考察も興味深かったです。ニンニクを食べると体臭が変化するのは、血中に溶け込んだ匂い成分のアリシンが汗として排出されるからです。汗は血液から作られており、汗腺や皮脂腺から不要なものが排泄されますので、アリシンが分泌されるとニンニク臭になります。また、アリシンは食道を通じて口から分泌されると強い口臭ともなります。ニンニク臭にも個人差があります。その個人差の理由の一つは消化、分解機能の違いです。消化、分解能が低いと、匂い成分が長く体内に残り、体臭、口臭の原因となります。胃や腸の働きが悪い人や便秘気味の人にこの傾向が強くなります。これはワクチン接種者の匂いの個人差のヒントになるかもしれません。このように個人差が大きい理由の一つは、代謝の違いと考えられます。またそれとは別の理由として、ワクチンメーカーやロットによる成分の違いも考慮すべきでしょう。

匂いの種類や強さには個人差があり、接種者が全員匂うわけでもないようです。また、受け取り側として接種者の匂いを感じられる人もいれば、感じない人もいます。同一人物の中でも匂いが変化することがありますが、基本的には経時的に薄くなる傾向があるようです。ただしそれも個人差が大きく、接種1年後でも匂いを発する人の報告もあります。さらに、未接種者ではなくワクチン接種者の中にもシェディングによる健康被害を受ける人が稀にいるようです。実際ワクチン接種者の中にも匂いをほとんど出さない人も多く存在しますし、ワクチンの影響自体が少ない接種者も居るのでしょう。

コロナワクチン接種者の体臭が変わり、その匂い成分が他者に健康被害をもたらす「シェディング」の現象自体は実際に存在する、と現時点で私は考えています。つまり接種者の体が「何らかの有害化学成分を排出する工場」と化している可能性があるということです。なお、匂いとシェディングには関係がありそうですが、シェディングを媒介するのは匂い物質だけとは限りません。匂い成分の候補の一つはホルムアルデヒドであり、もう一つはスパイクタンパクです。しかし、匂いの多様性から考えて原因物質はこの2つだけではなさそうです。実際コロナワクチンは、その成分の全てが明らかにされているわけではありません。遺伝子ワクチンとしての作用機序だけでは、ワクチン接種者の多様な体臭の変化を説明できません。それ以外の機構が働いている可能性も否定できないのです。

（該当するブログ記事掲載　２０２２年10月30日）

シェディングの症状と対策

引き続きコロナワクチンによるシェディングの話になります。私のブログ上でシェディングの体験談を募集したところ、読者から様々な報告が集まって来ました。症状は多様であり、人によって組み合わせも異なるようです。報告されているのは生殖系のトラブル、消化器系、粘膜系、神経系、免疫系の異常などです。免疫系が皮膚や粘膜、血管系にもかかわるように、これらの症状は独立したものとは限らず、お互いに関係したものもあるでしょう。

生殖系のトラブルとして目立つのは女性における生理の乱れです。周期が乱れる、回数が増える、そして不正出血です。また、消化器系の症状も多いです。中でも特徴的なものは水様便、腹痛を伴わない下痢です。接種者の身体に触れているとその場で腹痛が始まるといった例もありました。他には蕁麻疹、帯状疱疹などの皮膚症状。鼻、耳、陰部、喉の痛みなどの粘膜系の痛み。目のかすみや視力低下といった目の症状。歯茎からの出血、歯がぐらつく、銀歯の痛み、歯根炎症、口の中が粘つくなどの口腔のトラブルなども複数の方から報告されています。脱毛の報告も多いです。リンパの腫れの例があるように、これらの症状の中には免疫系が原因の場合もあるでしょう。また、精神や神経系の症状としては、頭痛、抑うつ、倦怠感、眠気なども報告されています。

前記で挙げた不正出血以外にも、出血に関係する事象がいくつか見られます。下血、内出血、鼻血、歯ぐきからの大量出血や、身に覚えのないアザが出現したという話。他にも腕にたくさんの小さな赤い斑点ができるといった内容もありました。こうしたものも皮下出血のような血管のトラブルでしょうか。

シェディングの症状の中には、有毒な物質を体から排除しようとするホメオスタシス（生体恒常性）の作用を見ている場合もあるかもしれません。例えば水様便などは有害成分を便として体から排出しようとする作用ではないでしょうか。コロナワクチンを3回接種後、体調を崩し、腸の手術を受け、リウマチを患った人からのシェディングの例が興味深かったです。その人と6時間程会話をして12時間後、ひどい鼻血を経験したそうです。片方の鼻から出血しましたが止まらず、反対側からも出血。それでも止まらず目から逆流し、40分ほどで止血。ワクチン接種後の相手の体調が悪い程シェディングは強いのではないかと考察されています。こうしたひどい鼻血は、致命的な血栓から脳を守るための緊急事態回避反応であるのかもしれません。

シェディングの症状の一部は化学物質過敏症とも似ています。化学物質過敏症とは主に揮発性有機化合物への曝露によって健康被害が引き起こされるとする疾病概念です。シェディングと同様に現れる症状も多岐にわたり、鼻炎や皮膚炎などの粘膜系の症状、動悸や不整脈などの循環器系の症状、下痢や便秘などの消化器系の症状、不眠やうつ状態などの精神症状、頭痛、発熱、疲労感などの中枢神経障害が知られています。化学物質に対する各個人の蓄積許容量や代謝などに影響されるため、反応や症状には個人差も大きいです。

化学物質過敏症の中にはシックハウス症候群も含まれます。シックハウス症候群では、新築の住居が原因となって倦怠感、めまい、頭痛、湿疹、のどの痛み、呼吸器疾患などの体調不良を引き起こします。シックハウス症候群における室内空気の汚染源は、有機溶剤や防腐剤などから発生するホルムアルデヒドなどの揮発性有機化合物（Volatile Organic Compounds：VOC）です。けれども、シェディングがシックハウス症候群と根本的に異なるのは、シェディングは家ではなく人間であるコロナワクチン接種者が原因となることです。シェディングにおける匂いの報告の中にはホルムアルデヒド系の匂いも見られます。作用機序は不明ですが、コロナワクチン接種者がホルムアルデヒドのような揮発性有機化合物を分泌するようになり、シックハウス症候群に似た症状を周囲にもたらしている可能性が考えられます。ただ気になる点は、ホルムアルデヒドの匂い自体は刺激臭であるのに対し、シェディングで報告される匂いは柔軟剤に似た甘い匂いを含めて多様だということです。このようにシェディングの症状を起こす物質については不明な点が多く、そうした物質は一種類だけではないと考えた方が良いかもしれません。

化学物質過敏症と関連したものには香害も知られています。香害とは香水や合成洗剤、柔軟剤、入浴剤、防虫剤、化粧品、芳香剤などに含まれる合成香料が原因となり、頭痛やアレルギーなどの症状が誘発される現象です。シェディングで報告される匂いの中に柔軟剤のような匂いが多く含まれることから、シェディングは香害の誤認なのではないかとの意見もありました。確かに香害による化学物質過敏症の症状にもシェディングの症状と類似点があります。しかしながら、シェディング現象の原因が香料そのものとは言えない理由が多数の証言から見て取れるのです。

それぞれ複数の報告が上がっているのですが、第一に、匂いでファイザーとモデルナのワクチン接種者を区別できるとの証言があります。第二に、コロナワクチンを接種した同居家族からのシェディングの匂いです。家族内では洗濯の際に洗剤も柔軟剤も共通に使うことがほとんどでしょうし、ワクチン接種のタイミングも知った上ですので、洗剤や柔軟剤の匂いとの誤認とは考えにくいです。第三に、呼気からのシェディングの匂いです。第四に、汗からのシェディングの匂いです。汗をかいている人との直接の接触で重い症状が出た事例もありました。第五に、風呂を介してのシェディングです。第六に、ワクチン接種会場からの匂いです。シェディングの匂いや症状が香害のものと似ているのは、単に柔軟剤そのものの匂いを誤認したとは限らず、ワクチン接種者から分泌された物質と香害の原因物質に共通点があるためではないかと考えます。

ではシェディングの現象が存在するとして、その多様な匂い物質はどのようにワクチン接種者の体内で作られるのでしょうか。興味深いものとしては、排泄物などを介した抗癌剤への曝露とシェディングに共通点があるのではないかとの考察がありました。コロナワクチンは代謝過程でアルキル化剤のような化学反応を誘発する作用があるのかもしれません。一般的に、不快な体臭は菌やその代謝産物に由来することが多いです。ワクチン接種後時間が経ってからの体臭には、免疫低下が原因の菌の繁殖による匂いも考えられそうです。また、スパイクタンパクはワクチン接種の長期間後も検出されているため、スパイクタンパクやその代謝産物の匂いの可能性もあります。

では、ワクチン接種者からスパイクタンパクそのものは分泌されているのでしょうか？　これについては一つ気になった報告があります。家族からのシェディング被害を受けた報告者が抗体検査を受けたところ、ヌクレオカプシドに対する抗体は陰性であるにもかかわらず、スパイクタンパクに対する抗体が陽性だったということです。

ワクチン接種者のペットが亡くなったという報告も複数ありました。人間だけではなく動物もシェディングの被害を受けることがあり、人間と動物に共通して害になる物質や現象がシェディングに含まれると推測されます。また、体重の軽い小型犬のような動物、人間の乳幼児は、比較的シェディングの被害も大きくなる可能性も考慮すべきでしょう。

シェディング被害者からの二次的なシェディングを受けた例も複数寄せられています。例えば、シェディングによる体調不良で寝込んだ報告者が家族に「身に覚えの無いアザ、鼻血、生理不順」などのシェディング症状を伝播させたという報告です。

では、コロナワクチン接種者が圧倒的に多数派になった現在、ワクチン接種者からシェディング被害の声を聞かないのは何故でしょうか。ワクチン接種者はシェディング現象を起こす物質を体内で生産し、漏れ出たものが周囲に影響を与えると考えられます。曝露量は接種者の方が圧倒的に多いため、接種者が周りからのシェディングの影響を受ける確率は低いのでしょう。しかし、例外もあるようです。ワクチン接種後回復した人が他者からシェディング被害を受けた報告もありました。

コロナワクチン接種者本人の副反応や後遺症には個人差が大きいです。複数の体験談として、シェディングが強い場合にはその原因となるワクチン接種者自体の体調が非常に悪い場合もあるようです。シェディングがワクチンの毒性を外部に漏らしていると考えれば、接種した当人はさらに強い悪影響を受けていてもおかしくありません。本来スーパースプレッダーとは、感染症を引き起こす病原体に感染した宿主のうちでも通常考えられる以上の他者への感染例を引き起こす者を指しますが、こうしたいわゆるスーパースプレッダーのような者がシェディングにおいても存在するのではないでしょうか。

では、揮発性有機化合物などの匂い物質のみがシェディング現象を引き起こしているのでしょうか？　気になるのは、匂いを感じた時とシェディングの症状が現れた時のタイミングが一致したという報告と一致しなかったという報告の両方があることです。そもそも体感できる匂いには個人差も大きいために、匂いを感じない揮発性物質が症状を引き起こすことも考えられます。また匂い物質の曝露から遅れたタイミングで発症する可能性もあるでしょう。しかし、シェディングの原因が揮発性有機化合物による匂い物質などの化学物質だけとは限りません。実際、電磁波過敏症の症状とも類似しているとの報告も複数ありました。何らかの物理現象がシェディングを引き起こす可能性も排除できないと思われます。

シェディングへの対策についても体験談がたくさん寄せられていますので、ここにまとめておこうと思います。

換気により症状が和らいだという報告を複数いただいています。通勤時間をずらすことでシェディング被害が減った、接種者が入った風呂を避けるなどといった工夫もあります。他には鼻うがいや塩化マグネシウム風呂など。

その他、シェディング対策として効果があったとコメント欄で報告されたものは、イベルメクチン、5ALA、グルタチオンなどです。イベルメクチンは元々は抗寄生虫薬ですが、実際の作用機序は多岐に渡ります。5ALA（アミノレブリン酸）はコロナウイルスの感染を抑制するという研究があり、コロナワクチン後遺症への応用も試みられています。グルタチオンの生理的機能の1つは抗酸化作用であり、過酸化物や活性酸素種を還元して消去します。もうひとつの主要な生理機能は、様々な毒物などを細胞外に排出する働きです。

一般的なサプリメントとしてはビタミンC、ビタミンD、亜鉛を勧める人も多かったです。松葉茶、重曹、クエン酸なども何度か報告に上がっています。また、根本的な食生活の見直しを何人もの人が勧められています。無農薬や無添加の食材、発酵食品、伝統的な和食を中心とした食生活などです。ただし、サプリメントやいわゆる解毒法と言われるものを試される際には、健康に問題が無いように副作用を最小にするのが基本であり、妊産婦や乳幼児、高齢者に適用する際にはさらなる慎重さが必要かと思います。

シェディングの受け手側もいくつかに分類できそうです。これについて興味深い考察もいただいています。

①シェディングに影響を受けず、シェディングを全く体感しない人
②一見影響が無く見えてもシェディングによる有害な作用は体に蓄積はされており、許容量を超えた際に症状が出る人
③シェディングの症状が現れながらも、シェディングに気付かない人
④シェディングの症状が現れ、その自覚がある人

シェディングの症状は多様であり、重いものもあれば、軽い症状もあります。そのため、シェディングによる症状とは気付かずに見過ごされている場合もあるでしょう。

さて、シェディング現象を考える上で私には相反する2つの思いがあります。1つは、このトピックが接種者と非接種者の分断を煽る材料になってはいけないという思いです。シェディングとはコロナワクチン接種者から非接種者への症状の伝播ですので、ともすると非接種者が

接種者に対しての強い非難の感情を持つ原因となり、接種者側としては一種の差別を受けたような感情を持つことにもなるでしょう。そしてその感情は両者の深刻な分断にも繋がります。しかしながら、もう1つは、分断を恐れるあまりにシェディング現象自体について話すこと自体をタブー化し、それこそ臭いものに蓋をするように放置するべきではないという思いです。「シェディングの現象など荒唐無稽で存在するはずがない」「人のために善意で打ったはずのコロナワクチンによって他者に迷惑をかけるはずなどない」との考えに固執し、思考停止してしまうことは、科学的に正しい姿勢とは言えません。ワクチン非接種者のみならず接種者の健康を守るためにも、まずはこれほどまでに体験者の多いシェディング現象の存在を頭ごなしに否定せず、その作用機序について仮定し考察していくべきだと私は考えます。

（該当するブログ記事掲載　２０２２年11月16日）

コロナワクチンは母乳を介して乳児に移行する

抗体は体内で作られるだけとは限りません。外部から体内に抗体を移行させることで成立するのが受動免疫です。受動免疫は例えば免疫グロブリン療法や抗血清療法などにも応用されています。母児免疫も自然に起こる受動免疫の一種です。新生児は免疫系が未熟であり、新生児を病原体から守るために母親由来の抗体が使われます。

抗体にはＩｇＭ、ＩｇＧ、ＩｇＡ、ＩｇＥなどのクラス（アイソタイプ）があり、それぞれのクラスの抗体は生理活性が異なります。例えばアレルギーの原因はＩｇＥのクラスの抗体です。ヒトの場合、ＩｇＧは胎盤を通過できる唯一の抗体のクラスです。母性抗体は胎盤細胞上のＦｃ受容体によって胎盤を通過して胎児に移行します。受動免疫は初乳や母乳に含まれる母性抗体を介しても起こります。母乳に含まれる抗体のクラスはＩｇＡであり、乳児が自分で抗体を合成できるようになるまで、母親由来の抗体が細菌やウイルス感染から乳児の体を守ります。ＩｇＡによる保護は母乳育児の期間に依存しており、母乳育児が推奨される理由の一つになっています。

生まれたばかりの子供を母性抗体が守るのは、人間に限ったことではありません。胎盤や母乳を介しての母性抗体による受動免疫は、哺乳類では広く見られます。また、鳥類では母性抗体は卵に移行して胚の体を守ります。身近な例としては牛乳や玉子があります。牛乳は牛の母乳ですのでＩｇＡクラスの抗体が含まれています。玉子（鶏卵）の卵黄にはＩｇＧ、卵白にはＩｇＭクラスの抗体が含まれています。実はこのように私達は毎日のように抗体を食べているのです。抗体と複合体を作った抗原は安定化されますので、私はこうした抗体はアレルギーにも関係があるのではないかと考えています。

母乳を通して移行するのは抗体だけとは限りません。栄養分はもちろんですが、それ以外のものも母乳には含まれます。母乳は血液から作られるものであり、血液から赤血球などを取り除いた血漿を原料としているからです。コロナワクチンを接種した授乳婦の母乳にコロナワクチンのRNAそのものが含まれるという研究を紹介します。

授乳婦へのBNT162b2ワクチン接種後の血清および母乳中における中和活性とSARS-CoV-2ワクチンmRNAの残存性

背景：母乳中のSARS-CoV-2特異的抗体の機能的中和能や、SARS-CoV-2mRNAワクチン接種後の母乳にワクチンmRNAが混入する可能性に関する情報は限られている。

方法：BNT162b2ワクチンを接種した授乳中の医療従事者とその乳児を対象に前向きコホート研究（健康な人の集団を追跡調査して、後から発生する疾病を確認する研究手法）を実施した。21日間隔で行われた2回接種を通して、6週間にわたり血清および母乳中のSARS-CoV-2中和抗体、抗体アイソタイプ（IgG、IgA、IgM）およびインタクトmRNAの存在を、代替中和法、ELISAおよびPCRを用いて複数の時点から評価した。

結果：授乳中の母親35名（年齢中央値34歳（IQR32-36））が対象となった。投与直前の血清中では、全員が中和抗体を検出可能であり、投与7日後には中和抗体レベルが有意に上昇した［中央値168.4 IU／ml（IQR 100.7-288.5）に対し、2753.0 I

U／ml（IQR1627・0-4712・0）、p〈0.001〉。2回のワクチン接種を通じて、すべての母親の血清中にIgG1、IgA、IgMのアイソタイプが検出され、2回目の接種後に3つの抗体アイソタイプ全て、特にIgG1レベルの顕著な増加が見られた。中和抗体は接種1週間後の母乳から検出され（中央値13・4 IU／ml（IQR 7・0-28・7））、3週間後まで持続していた。2回目のワクチン接種後、全ての母親（35／35、100%）で母乳中のSARS-CoV-2スパイクRBD特異的IgG1およびIgA抗体が、32／35（88・6%）母親でIgMが検出可能であった。ワクチン接種後1週間以内に、21人の母親から採取した血清20／74（27%）と4人の母親から採取した母乳5／309（2%）で、一過性の低いインタクトなワクチンmRNAレベルが検出された。また、中央値8ヶ月（IQR7-16）の乳児5人を対象としたが、血清中に検出可能な中和抗体やワクチンmRNAを有する者はいなかった。

結論：授乳中の母親の大部分は、特にBNT162b2ワクチン接種後、血清および母乳中にSARS-CoV-2抗体のアイソタイプおよび中和抗体が検出された。また、ワクチン接種を受けた母親の血清中に一過性の低レベルのワクチンmRNAが検出され、母乳に移行することがあったが、乳児の感作の証拠は検出されなかった。母乳中和抗体の存在は、母乳栄養児への受動免疫の基礎となる可能性が高いことが重要である。

この研究はファイザー社のＲＮＡコロナワクチンを接種した授乳中の医療従事者とその乳児を対象とするコホート研究です。21日間隔で行われた2回接種を通して、6週間にわたり血清および母乳中の各クラスの中和抗体とコロナワクチンを定量的に解析しています。論文中では母性抗体の移行についても解析していますが、ここでは省略します。それよりもずっと問題となる、母乳からのコロナワクチンの検出についてお話しします。

血清および母乳中の BNT162b2 ｍＲＮＡ検出率

検査した21名の母親から得た74検体のうち、15名の母親から得た20検体の血清からワクチンｍＲＮＡが検出された。合計10／16（63％）および10／25（40％）の母親が、それぞれ初回接種の1‐3日後および2回目接種の7‐10日後にワクチンｍＲＮＡを検出可能だった（図表8‐１Ａ）。５人の母親は、両方の時点で血清サンプルが陽性だった。ワクチンｍＲＮＡ量の中央値（ng／１００ml）は、２つの時点の間で差はなく、16（ＩＱＲ９‐24）に対し、12（ＩＱＲ ９‐18）だった（ｐ＝０・６）。投与後０日目と21日目のサンプルには、ワクチンｍＲＮＡが検出されるものはなかった。

31人の母親から採取した３０９検体のうち、４人の母親から採取した５つの母乳検体で、ワクチンｍＲＮＡが検出された。すべての陽性サンプルは、ワクチン投与後３日以内に採取されたもので、２サンプルは投与１日目と３日目から（図表8‐１Ｂ）、別の３サンプルは2回目接種後1日目と3日目から採取されたものであった。1人の母親は、母乳と血清の両方のサンプルでワクチンmRNAが検出された。両方のサンプルタイプにおけるワクチンmRNA量の中央値は同等であった。血清では14ng／100ml（IQR8–23）であったのに対し、母乳では7ng／100ml（IQR6–7）だった（p＝0・2）。

検査した5人の乳児の血清サンプルには、ワクチンmRNAが検出されたものはなかった。5人のうち1人は母乳と血清の両方でワクチンmRNAが検出された母親からの乳児で、別の3人は血清でワクチンmRNAが検出された母親からの乳児だった。

（Neutralizing Activity and SARS-CoV-2 Vaccine mRNA Persistence in Serum and Breastmilk After BNT162b2 Vaccination in Lactating Women Yeo et al. Front Immunol . 2022 https://pubmed.ncbi.nlm.nih.gov/35087517/）

図表8–1は母親の血清中のコロナワクチンです。コロナワクチンmRNAの検出にはPCR法が使われました。初回接種の21日後に2回目接種を受けています。図中の同一の記号は同一の母親由来ということを意味します。21名から得た74検体のうちの15名から得た20検体の血清からワクチンmRNAが検出されています。16人中10人（63％）、25人中10人の（40％）の母親で、初回接種の1–3日後および2回目接種の7–10日後にワクチンmRNAが検出されました（図表8–1A）。そのうち5人は、両方の時点でコロナワクチンが血清中から検出されて

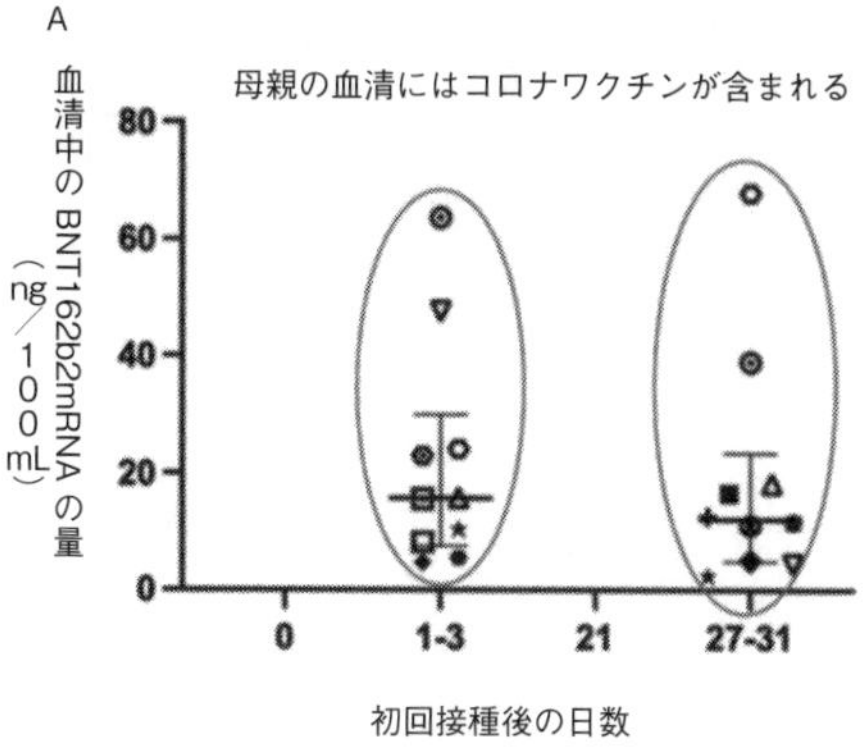

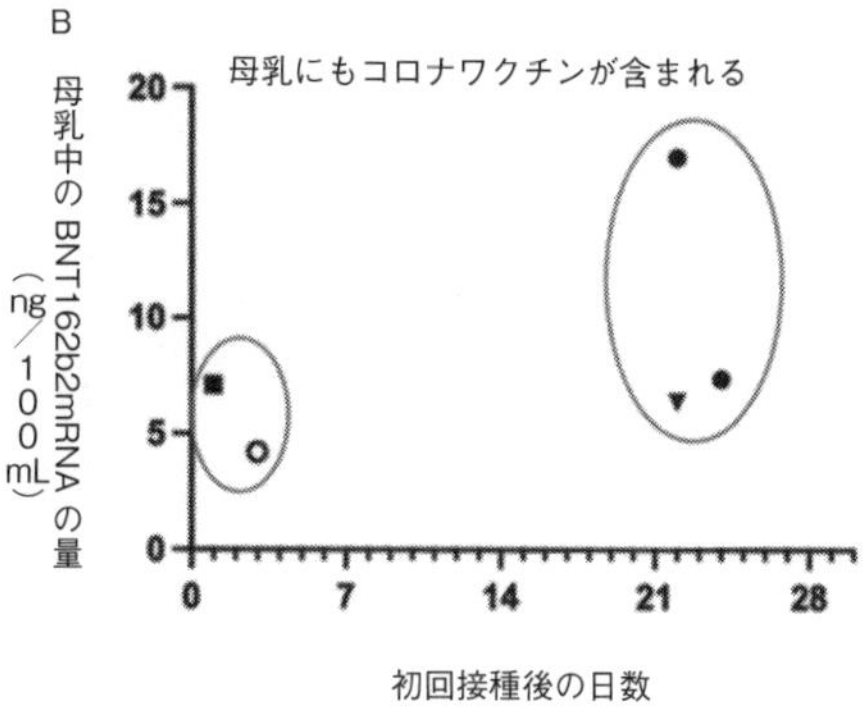

図表8－1　母体血清および母乳中に検出されたBNT162b2 mRNAの量

います。2つの時点の間で検出量に大きな差はありません。

図表8-1Bは母乳中のコロナワクチンです。31人の母親から採取した309検体のうち、4人から採取した5つの母乳検体でコロナワクチンmRNAが検出されています。2サンプルは投与1日目と3日目から、別の3サンプルは2回目接種後1日目と3日目から採取されたものです（図表8-1B）。1人の母親では、母乳と血清の両方のサンプルでワクチンmRNAが検出されています。検出されたコロナワクチンは血清では14ng／100ml、母乳では7ng／100ml。血清中と同様なレベルのコロナワクチンが母乳に含まれています。

母乳は参加者が自分で採取し、研究室に運ぶ前に参加者の冷凍庫で保管されたものです。このため、検出前にワクチンmRNAが分解されるなどサンプルの品質にばらつきが生じていてもおかしくありません。検出された母乳中のコロナワクチンは過小評価されたものであり、実際にはさらに多くの被験者の母乳に含まれていた可能性があります。

つまりコロナワクチン接種後の母親の母乳には、栄養分や母性抗体に加え、コロナワクチンも含まれるということです。コロナワクチンは筋肉注射されますが、筋肉に留まるとは限りません。スパイクタンパクは血中を循環しますし、場合によってはその期間は数ヶ月以上にも及ぶことが分かっています。そして、今回紹介した論文で報告されているのは、コロナワクチンそのものも血中を循環するということです。接種後数日間コロナワクチンそのものが体内を循環しますので、どの臓器でスパイクタンパクを作り始めてもおかしくありません。しかもコロナワクチンは母乳を介して乳児に移行し得るということが分かりました。

乳児本人にコロナワクチンを接種せずとも、接種した母親の母乳経由で運ばれたワクチンにより乳児の体内でもスパイクタンパクの産生が始まるおそれがあるのです。体の小さい乳児にスパイクタンパクの毒性がどれくらい強く出るかも予測不可能です。そしてもう一つ乳児に特異的な懸念事項としては、この時期はまだ獲得免疫が確立する前の段階だということです。獲得免疫とは自己と非自己を区別し、自分の体内を構成しないものを体内で検出した場合に外敵と判断し攻撃する仕組みです。乳児の時点で体内にスパイクタンパクがあれば、免疫は自己と判断してしまい、免疫寛容が成立するかもしれません。その場合、乳児は今後スパイクタンパクに対する抗体を作らなくなり、コロナウイルス感染に対して非常に脆弱になることが懸念されるのです。現時点ではコロナワクチンの乳児への安全性は未だじゅうぶんに検証されていません。

おわりに

病気とホメオスタシス（生体恒常性）

「ホメオスタシス（生体恒常性）」とは生物の持つ重要な性質の一つで、環境の変化を受けても生体の状態を一定に保とうとする性質を意味します。例えば体温についてですが、私達の体は暑い時は汗をかいて体温を下げます。寒い時に体が震えるのも、無意識のうちに体温を上げるための仕組みが働いているからなのです。このような調整作用以外にも、体にはもともとミクロからマクロのレベルまでの自己修復能力が備わっています。体感できないミクロのレベルではＤＮＡ修復などがあり、このＤＮＡ修復が失敗すると遺伝子に突然変異が生じ、癌の原因ともなります。目に見えて体感できるマクロレベルでの自己修復能力としては、例えば切り傷、火傷や骨折の治癒などがあります。

皮膚の細胞は通常はそれぞれ隣同士が接触しており、接触阻害の仕組みによって過度の増殖が抑えられています。怪我などによって組織が損傷した場合、この増殖抑制のブロックが外れ、細胞が速やかに増殖し始めます。そして切り傷を埋めるように両側から増殖した細胞同士が出会うと再び増殖抑制のブロックがかかり、傷口の修復を終える頃には少し傷口が盛り上がった状態になります。怪我の際に塗る傷薬は主に感染症を抑える目的であり、傷の修復自体は体が本来持つホメオスタシスの仕組みによるものです。

骨折した際にはギプスなどで骨を固定したりしますが、骨が繋がること自体も体のホメオスタシスによるものです。骨にはもともと大きく分けて2通りの役割があります。1つはイメージしやすいものとして骨格としての働きです。そしてもう1つの重要な役割はカルシウムの貯蔵庫です。脊椎動物では細胞質のカルシウム濃度は低濃度であり、カルシウムが細胞内に流入することで細胞内の情報伝達機構を制御する仕組みがあります。カルシウムシグナリング用のカルシウムが枯渇すれば、それはすなわち生命維持の危機に直結します。破骨細胞と造骨細胞が共同作業することにより、毎日貯蔵したカルシウムを随時取り出せる仕組みになっています。このように骨は毎日少しずつ溶けては繋がっているようなものなのです。骨折が治るのはこうした細胞の共同作業の副産物でもあります。

免疫系の主な働きは外敵からの防衛ですが、体内の癌細胞と戦う免疫細胞も存在します。代表的なものがナチュラルキラー（NK）細胞です。NK細胞はB細胞やT細胞のように特定の抗原を認識して対象を攻撃するわけではありません。また1種類の受容体だけを使って敵を判定しているのではありません。NK細胞の癌細胞の判定法は、標的細胞表面における目印のパターン認識です。NK細胞は、癌細胞に発現しやすいタンパクを認識する活性化受容体（KAR）と、正常細胞が強く発現するタンパクを認識する抑制性受容体（KIR）を備えています。NK細胞はKARからのプラスの信号とKIRからのマイナスの信号を総合評価することにより、自己性を喪失した細胞を癌のような異常細胞として識別します。そしてNK細胞はパーフォリンで散弾銃のように標的細胞を穴だらけにし、さらに標的細胞の機能を停止させるためにタンパク分解酵素グランザイムを打ち込みます。実際、癌細胞は体内で毎日のように発生していますが、NK細胞を中心とした免疫系によって排除され続けています。こういった免疫系の監視機構もホメオスタシスに大きく関わってきます。

「オートファジー（autophagy）」は酵母からヒトに至るまでの真核生物に見られる細胞内のタンパク質を分解するための仕組みの一つですが、ホメオスタシスに重要です。オートファジーは1992年に大隅良典先生の研究室が出芽酵母で初めて観察しました。auto- はギリシャ語で「自分自身」、phagy は「食べること」で、オートファジーの直接の意味は「自食」です。オートファジーの生体内での役割は大きく分けて2つあります。1つはタンパク質分解による細胞の品質管理で、異常なタンパク質や不良ミトコンドリアを分解したり、細胞質内に侵入した病原微生物を排除したりします。もう1つは飢餓状態という緊急事態から生命を守る働きです。生体が飢餓状態に置かれて栄養が枯渇した場合、細胞はオートファジーによる自食により自分自身のタンパクを分解して、栄養源としての必須アミノ酸を取り出します。例えばマウスを一晩絶食させると、肝細胞でオートファジーが起きることが知られています。オートファジーの仕組みは基本的に異常なもの、余剰なものから優先的に消費しますので、栄養飢餓状態が一時的ならオートファジーは体の浄化にも働くでしょう。

生体には他にも様々な緊急事態回避機能があり、その働きによって体の一部を犠牲にしてでも命を守ろうとすることがあります。例えば雪山の遭難などの際に凍傷で指を失うのも、ただ指が冷たくなったからではありません。手足の末端には体温調節に貢献する特別な血管が存在しています。「動静脈吻合《どうじょうみゃくふんごう》（Arteriovenous Anastomoses：ＡＶＡ）」と呼ばれる血管です。通常、心臓から送り出された血液は動脈を通って毛細血管へと流れ、栄養や酸素を組織へと運びます。そして二酸化炭素や老廃物を含んだ血液は、毛細血管から静脈を通って再び心臓へと戻されます。ＡＶＡは毛細血管を介さず動脈と静脈を直接つなぐ血管です。ＡＶＡの役目は体温調節です。手足の指、鼻、耳からは多量の熱が空気中に放散されるので、寒さを強く感じるとＡＶＡは収縮して末梢への血流を減らし、そこから熱が逃げるのを防ごうとします。冬に手先や足先が冷えて困るのもＡＶＡの働きであり、末端を犠牲にして命を守ろうとしている反応なのです。その極端な例が凍傷に当たります。ＡＶＡが収縮するのは体幹の体温保持を優先するためですので、手足の冷えを防ぐには手足を温めるだけではなく、体幹を温めることが効果的です。

さらに生物における極端な緊急事態回避システムの例としては、節足動物やトカゲなどに見られる自切があります。これは、外敵から逃避し、身を守るために肢や尾などの生命活動において優先順位の低い器官を切り離す行為です。このためトカゲの尻尾はあらかじめ切り離しやすい構造になっており、切断面は筋肉が収縮し出血も抑えられます。切断後再生したトカゲの尻尾に骨は無く、代わりに軟骨により支えられます。また、哺乳類ではリスも自切を行うことで知られています。リスの尻尾は取れやすい構造になっており、敵に襲われた時などには尻尾を切り離すことがあります。しかし、トカゲと違いリスの場合は取れた尻尾は一生再生しません。リスの尻尾は抜けやすいので、決して乱暴に掴んだりしてはいけません。

西洋医学では病気の症状が治療の対象となりますが、体が自己修復をしている過程が症状として現れることもあります。症状を取り除く薬が病気や怪我を治しているとは限りません。免疫系やホメオスタシスを損傷するような「薬」を使用した場合、逆に薬が病状を悪化させてしまうこともあり得ます。私達は本来自分自身の持つ自分の身体を治す作用を日常的に使っています。意識せずとも、私達の細胞、組織、臓器は生きるための努力を毎日続けています。壊す作用よりも治す作用の方が強ければ、本来は体は回復する方向に向かうはずなのです。

コロナワクチン後遺症の患者が医者に相手にされず医療機関をたらい回しにされる話もしばしば耳にします。つまり、我々は未知のリスクのあるコロナワクチン接種を勧められながらも、実際に有害事象が起きた際にはそれは認められないという歪んだ医療体制の中にいるわけです。免疫系、血管系、生殖系、心臓、脳。このどれもが私達の生命線であり、またコロナワクチンの後遺症として特に報告されている対象でもあります。事実としてコロナワクチンは最新の医学の産物です。こう考えると、そもそもワクチンとは、薬とは、医療とは何なのか。立ち止まってもう一度よく考え直す必要があるのではないでしょうか。

「自身の能力と判断に従って、患者に利すると思う治療法を選択し、害と知る治療法を決して選択しない」「依頼されても人を殺す薬を与えない」。これらは医療従事者が従うべき大前提とも言える、ヒポクラテスの誓いにある言葉です。では今回のコロナ騒動のように、政府や公的機関が突如として未知の毒性を持つ可能性が高い「医療」を人々に強要し始めた場合、どのような対応を取るのが正解なのでしょうか。

最終的に自分の体と命に一番の責任を持つ必要があるのは自分自身です。自分の命は他人任せにすべきではないのです。「誰もが自分自身にとっての医者であり、科学者である必要がある」。このコロナ騒動を通し、改めて私は強くそう思います。

(該当するブログ記事掲載　２０２２年11月22日)

思考のススメ：考えるということ

生きていく上で毎日、小さなこと、大きなことを決めていかないといけません。考えるということも人間らしさのあかしです。

「誰かの言う通りにする」を続けていくと、自分の頭で考えなくなっていってしまいます。「上司に言われた」「友達に言われた」「近所の人が言っていた」。それはただの他人の意見です。一意見としては参考にするのも悪くないでしょう。「テレビ、新聞で偉い先生が言っていた」「政府が発表した」「お医者さんが言っていた」からといって、鵜呑みにする必要はありません。

従うことでとりあえずの安心を得るかもしれませんが、自分で考える為には疑うことも大切です。問いがなければ答えもありません。

資本主義の仕組みにおいては、株式会社は社員のものでも社長のものでもありません。顧客のものでもありません。株主のものです。経営には株主の意向が大きく反映されます。新聞社、テレビ局のようなマスメディア各社も単なる企業に過ぎません。報道は視聴者のためとは限らず、報道内容には株主の意向が大きく反映されます。世論を操作したければ、まずは新聞社やテレビ局といったマスメディアを利用しようとするでしょう。そして近年ではＳＮＳといったインターネット媒体でしょうか。報道が中立であるとは限りません。

私の本もブログも、いつも専門用語が多くてすみません！　詳細は理解できなくても良いのです。全て鵜呑みにされる必要もありません。「これは本当に危険なワクチンなのかも……」、そこに気づいてもらえたら嬉しいのです。疑問に思ったのならば、一度立ち止まって冷静に考えてください。そしてご自分で調べてください。納得いくまで調べて考えてください。何でも疑問に思ってください。思考停止は危険なのです。

この不確かな時代を生き延びる為には、「考えること」がとても大切と思います。最終的に自分を一番説得、納得させられるのは自分自身なのです。他人の意見で決定したことは、のちに後戻りできない後悔となる可能性があります。

世論や世間体だけを気にして、たった一つしかない自分の命をそこに預ける必要は本当にあるのでしょうか。

「立ち止まってちょっと考えてみましょう」

思考停止にならないための工夫です。

① それは常識だ！

本当にそうでしょうか？ 「常識とは、18歳までに身につけた偏見のコレクションのことだ」（アルベルト・アインシュタイン）。「常識」という言葉で誰かを説得することはできません。常識という言葉を使わずに自分の言葉で説明する習慣をつけるのは良いことと思います。職業柄、私は常識とは従うものではなく疑うものだと思っています。常識という言葉をできるだけ使わないようにすることも、考える習慣の第一歩かと思います。

② そんなことあるわけがない！

本当にそうでしょうか？ 「そんなことありそうにないけど、もしかして……」という発想の柔軟さが大切です。落とし穴はあちらこちらにあるのです。

③ それは当たり前だ！

そんなことはありません。この世界に当たり前のことなんて一つもありません。世界は謎で満ちています。

④　それは陰謀論だ！

「陰謀論」というのはある意味とても便利な言葉です。陰謀論という言葉を使うだけで、ありえない、洗脳されている、などのネガティブなレッテルを簡単にその意見に貼ることができます。思考も議論もそこでストップです。もし本当に陰謀があるとすれば、陰謀論という言葉は企みを行う側にとっては何と都合の良い用語でしょう。陰謀論かどうかはどうでも良いことです。真実は何か、ということが大切です。

数年前には「ワクチンパスポートなどというものが将来登場するなど、荒唐無稽な陰謀論だ」と言われていましたが、２０２１年には現実のものとなっています。「コロナウイルスは武漢ウイルス研究所で人工的に作成されたものが流出した」という説は以前は陰謀論扱いだったのが、今や大手マスメディアでもニュースに取り上げ始め、当然の論調にまで変化してきています。

陰謀論というよりも現在進行形の陰謀に否応無しに世界中の人間が巻き込まれているというのがコロナパンデミック、コロナワクチンの正体なのかもしれません。コロナワクチンの危険性に気がつけば、この世界はまるで違った風に見えてくるかもしれません。

⑤　1＋1＝2になるのはどうして？　と小さな子どもに聞かれたら、どう答えますか？「1＋1＝2」は定義ではありません。簡単なことを説明することは実は必ずしも簡単ではないのです。

（該当するブログ記事掲載　2021年6月15日）

巨人の肩の上で

「巨人の肩の上にのる矮人《わいじん》」。矮人とは背の低い人のことですが、これは、何かの発明や発見があった場合、そうしたものは単独で存在するものでも一個人が成し得たことでもなく、先人達による発見の積み重ねという膨大な過去の蓄積の「巨人」の上に成り立っているのだとする考え方の比喩です。「巨人の肩の上に立つ」「巨人の肩に座る」「巨人の肩に登る」「巨人の肩に乗る小人」などの形でも使われます。科学者アイザック・ニュートンが1676年にロバート・フックに宛てた書簡で用いました。

今現在行われている研究も、目下研究している人間だけのものではなく、実際には先人達による長い積み重ねの歴史と礎の上に成り立っています。

さて、科学における「捏造」とは存在しないデータや研究結果を意図的に作成する行為です。科学の発展の際に生まれる新たな発見は嘘や捏造によるものではないはずである、と通常は認識されています。経験のある研究者は捏造の怖さを実際によく知っているからです。ひとたび捏造が発覚すれば、研究者としての人生は文字通り終わります。所属機関からは解雇され、研究助成金は没収または返還が要求されます。研究機関で再び採用されることも難しくなり、出版社からは論文の掲載を断られるようになります。そのため、共同研究者も離れていきます。「これだけ厳しい制裁があるのだから、研究者は捏造などしないだろう」。それは研究者にとっての常識であり共通認識です。そしてその根底にあるのは性善説です。ところが実はそこに落とし穴があります。もしもその土台や拠り所としている過去の知識の蓄積の中に「意図的」な捏造が含まれていた場合、一挙にその全てが崩れて常識的な科学や医学の判断だけでは対応できなくなってしまうのです。そういった意味では、科学者とは悪意に対して非常に脆弱な存在です。

現代はあらゆる研究の分野において細分化が進んでいます。例えば生物学だけを見ても非常に多くの分野があり、それぞれの専門分野だけでも膨大な知識の蓄積があります。一個人に勉強できる量にも時間にも限界がありますので、基本的に現場の研究者は自分の分野の最先端の研究を追いかけるだけで精一杯です。したがって自分の専門分野にしか興味がない研究者も多いのです。異なる分野にまでまたがる知識をつなげ、科学を俯瞰する習慣を持つ研究者は少数派です。

同一分野の人同士で話す時は、お互いにその分野の膨大な予備知識があることが前提となることが多くなります。そのため、異なる分野の研究者の間では会話が通じないこともよくあります。十分な予備知識がないためにお互いの話がよくわからないのです。研究者はとくに研究者以外の方と科学の話をすることも大切だと私は思っています。むしろ予備知識のない方と話し、自分の話を理解してもらおうとすることは、自分にとっても勉強になるのです。投げかけられた素朴な質問により、自分が科学の世界の中でどういう場所にいるかを再認識したり、大切な疑問に気付かされることもあるからです。

研究者に限らずどんな専門職に就いている人でも、専門外のことは専門外でしょう。同語反復はいつも正しいのです。そして現代においてほとんどの人は忙しすぎるのではないでしょうか。自分の専門分野については深く勉強していても、それ以外の情報はマスメディアに頼る人も多いでしょう。研究者でも、コロナパンデミック、コロナワクチンについての情報源はマスメディアのみということもありそうです。

この本の主旨であるコロナに話を戻します。現在進行形で世界中の人々は否応無しにコロナ騒動に巻き込まれています。コロナワクチンは最先端の科学技術の産物であり、コロナワクチンが何かを理解しようと思うと、自分は科学に興味がない、免疫学や遺伝子などわかるはずがないなどとも言っていられないのです。案外、コロナ騒動に関心を持ち自身で勉強してきた人は、部分的には職業研究者よりも知識を持っていることもあるのです。コロナワクチンについて自分で調べてきた方は、ＡＤＥや抗原原罪というものについて聞いたことがあるかもしれません。反対に、ＡＤＥや抗原原罪といった概念すら知らない研究者、医療関係者もたくさんいると思われます。

子供との会話でよく聞かれるのは「これは何？」「どうして？」です。まさに世界を理解しようとする好奇心の象徴です。一般論として好奇心は子供の特徴でもあり、歳を取るにつれて薄れていくのも普通ですが、子供のような素直さは大切です。コロナ騒動に早く気付いた人の多くは、自分の感覚を大事にした人ではないでしょうか。

良い研究者の資質の一つは「好奇心」だと私は考えます。好奇心は物事を探求しようとする根源的な心であり、好奇心旺盛な人は自分の専門分野以外のものにも興味を持つものです。本来は専門分野間の垣根なんてあってないようなものなのです。世界は繋がっています。知らないことの中には面白いこともたくさんあります。分かっていることと分からないことを比べれば、誰にとっても分からないことの方が圧倒的に多いのです。そして世界は謎で満ちています。本当に賢明な人は自分が無知であることを知っています。

先人の積み重ねた功績に基づくものは、なにも研究だけではありません。この社会を構成する様々な仕組み。政治、報道、医療、教育なども過去の蓄積から構築された巨人です。そして、それらは独立しているように見えても根本には経済があります。

「巨人の肩の上にのる矮人」の表現にあるように、巨人に乗っている人の背丈は小さいわけです。しかし人間とは弱いものです。巨人の力が強く背丈が大きいほど、その肩に乗っている小さな人間はその力を己のものだと思い込み、そこから見下ろした景色を見ては、それを己の背丈だと考えてしまいがちです。コロナ騒動からわかってきたことは、これまで漠然と信頼してきたものの価値や正当性も、幻想のようなものかもしれないということです。学歴も職業も収入も自分ではなく自分が乗っかっている巨人の力であり、そうしたものも幻想なのかもしれないのです。

さて、ここまで巨人とは善なる巨人としての話として進めて来たように思われるかもしれませんが、実は「巨人」は必ずしも善良であるとは限りません。巨人は食料や知識、仕事、報酬などを与えてくれるかもしれませんが、それは私達のためではなく巨人自身のためかもしれません。競争の激しい分野では、広い通りを同じ方向に向いてたくさんの巨人に乗った人々が競争しているようなものです。しかし、その広い通り以外にもまた道はあり、そして道の外にも大きな世界が広がっています。遠くに見える山の向こうには別の世界があるかもしれず、そこには新たな発見やそのヒントもありそうです。

巨人の肩に乗っている限り、巨人の肩の上の視線からしか世界は見えません。巨人から降りて歩いてみるとまた別の景色が見えるのではないでしょうか。降りた途端に巨人が跋扈する世界で巨人に踏み潰される危険もあるかもしれませんが、それでも巨人から降りた世界では自由があり、行き先も自分の足で決めることができます。全ては自分次第でしょう。

（該当するブログ記事掲載　２０２２年４月７日）

アインシュタインの言葉から

Few are those who see with their own eyes and feel with their own hearts.

- Albert Einstein -

自分の目で見て、自分の心で感じる人は、とても少ない。

——アルベルト・アインシュタイン（以下、引用中の言葉は全てアインシュタインの言葉です。）

マスコミはコロナ感染については煽り続けていますが、コロナワクチン後遺症の報道については及び腰です。

政府はコロナワクチン接種を強引に推進し続けていますが、これが大きなリスクを持つ実験であることについてはどれだけ国民に誠実に伝えてきたでしょうか。

私の周りで早くにコロナワクチンの危険性に気が付いた人には、普段からテレビを見る習慣の少ない人が多かったように思います。私自身も、日本を離れてからテレビはほぼ見ないようになっていました。

テレビや新聞をいったん離れて考えてみてください。皆さんや皆さんの友人の周りでＰＣＲ陽性者は出ましたか？　そして、ＰＣＲ陽性者の中で実際にどれくらいの方が重い症状で苦しんでおられましたか？　テレビなどで見た芸能人は別ですよ。

A foolish faith in authority is the worst enemy of truth.

権威に対する愚かな信仰は、真理の最大の敵である。

テレビに出ている権威や専門家がワクチン利権と無関係とは限りません。

「利益相反」とは、政治家、企業経営者、弁護士、医療関係者、研究者などの職務を行う立場にある人間が、立場上追求すべき利益や目的と、個人としての立場や利益が競合ないしは相反している状態です。利益が衝突している場合、地位が要求する義務を果たすことは難しくなります。そうした場合、立場上必要な公正な職務を行っているかが疑われることになるでしょう。

Common sense is the collection of prejudices acquired by age 18.

常識とは、18歳までに身につけた偏見のコレクションである。

コロナワクチン接種歴と感染者についての厚生労働省のデータ改竄が明らかになりました。にもかかわらず、マスメディアがこのスキャンダルを追及する様子は一向に見られません。さらに厚生労働省は、その後感染者のワクチン接種歴そのものを調査しないことに決定しました。

これはコロナワクチンを接種している人達の方がコロナに感染しやすくなってきている事実を、うやむやにする目的でしょう。

Insanity: doing the same thing over and over again and expecting different results.
狂気とは、同じことを何度も繰り返しながら異なる結果を期待すること。

コロナワクチンの大量接種が始まった頃を思い出してください。当初はコロナワクチンは2回の接種で感染を予防できるという触れ込みでしたので、2回接種を終えた時点で「fully vaccinated（完全接種）」のように表記してSNSなどで嬉しそうにアピールしている方が居たのを覚えている方も多いのではないでしょうか。ところが徐々に「感染予防はできないが発症は予防できる」→「発症は予防できなくとも重症化を予防できる」というように話は変遷し、さらに現在となっては「今後コロナワクチンは毎年定期的に接種していくことになるだろう」ということが当然のように言われるようになりました。こうなると、当時謳っていた「コロナワクチン完全接種」とは一体何だったのでしょうか。今やコロナワクチン接種者の接種アピールの注射器の本数も増え続けています。

「記憶は短い。（Memories are short.）」というピーター・ドーシの言葉を思い出します。騙される人は、本人が騙されたという自覚の無いまま何度でも騙され続けるようです。

東京理科大学名誉教授村上康文先生の研究では、同一の抗原でマウスを繰り返し免疫すると、5回目から死亡する例が増加。7〜8回繰り返すと半分近くが死亡するという結果になりました。コロナウイルスのスパイクタンパクをマウスに接種した場合でも同様の結果です。では人間ではどうなるのでしょうか？　世界中の誰もまだ知らないのです。これも壮大な人体実験になるでしょう。そもそも日本ではコロナワクチン接種は義務ではありません。ワクチンによって発生した薬害の責任は、接種希望書にサインをした本人のものとして、最終的には接種した個人が負わされることになります。

The value of a man should be seen in what he gives and not in what he is able to receive.
人の価値は、その人が受け取ったものではなく、その人が与えたもので測られるべきである。

医師の多くは受験競争を勝ち抜いた末に高い学歴と年収、社会的地位を得た成功者と呼んでも良いのではないでしょうか。そういった意味では医師は本来人々の憧れの職業の1つであり、尊敬すべき職業でした。しかし、コロナ騒動を通して、私自身は医療への漠然とした信頼を失ってしまいました。

コロナ騒動の最前線に立っているのも、実際に国民にコロナワクチンを接種しているのも医療従事者です。医療従事者はワクチン接種による薬害や後遺症をその目で見てきたはずです。コロナワクチンの作用機序や毒性についても自身の専門知識をもって理解できるはずです。やはり、コロナ騒動の根本的な流れを変えるには、医療従事者の理解と協力こそが必要なのです。

Never do anything against conscience even if the state demands it.
たとえ国家が要求しても良心に反することはしてはいけない。

I made one great mistake in my life, when I signed the letter to Franklin D. Roosevelt recommending that atom bombs be made.
私は、フランクリン・D・ルーズベルトに原子爆弾の製造を勧告する書簡に署名した時、人生で1つの大きな過ちを犯しました。

第二次世界大戦では、マンハッタン計画に参加した物理学者達により原子爆弾が完成しました。原子爆弾は1945年8月6日広島に、8月9日長崎に投下され、合計数十万人が犠牲になりました。

The world is a dangerous place, not because of those who do evil, but because of those who look on and do nothing.
この世界は危険なところだ。悪事を働く者のせいではなく、それを見ながら何もしない人がいるためだ。

医師や医療従事者の中からも、日本各地で「有志医師の会」「有志看護師の会」などが立ち上がり、声を上げています。
コロナワクチンに反対したり、慎重な態度を取る人は「反ワク」などと蔑まれ、レッテル貼りをされ、時にはいわれのない迫害を受けてさえきました。しかし、それでも声を上げることを止めず、己の良心に従い、大事な人達を守ろうとする人達が少なからずいます。
コロナ騒動が終わった後、そういった人々の評価は反転するでしょう。

In the middle of difficulty lies opportunity.
困難の中にこそ、好機がある。

私自身この騒動を通して世界の見方も大きく変わってしまいました。しかし、今まで見えていなかったものが見えてきただけなのかもしれません。

物事が上手くいっている間よりもむしろ逆境に立たされた時にこそ、その人間の本質が見えるのではないでしょうか。逆境の中でどうやって戦っているかに、その人となりが現れてくるように思います。

Learn from yesterday, live for today, hope for tomorrow. The important thing is not to stop questioning.
昨日から学び、今日を生き、明日に希望を持つ。大切なのは、疑問を抱くのをやめないことだ。

世界を理解するために大切なことは、「疑問を持つこと」ではないでしょうか。新聞やテレビが本当のことを言っているとは限りません。そして教科書に書かれている内容も真実とは限らないのです。私は今は戦時中のようなものだと思っています。テレビ、新聞を中心としたメインストリームメディアも情報戦の主戦場となり得ます。

教科書的な知識の表層をなぞるだけでは、知識は自分のものとはなりません。特定分野の専門知識を持っていても、それをコロナ騒動の理解に結びつけるのが簡単なわけでもないのです。自分自身で疑問を持ち深く考えてこそ、知識も自分のものとなります。

どんな情報も鵜呑みにせず、疑い、調べ、考え続けてください。たくさん考えて、諦めることなく明日への希望に繋げましょう。

（該当するブログ記事掲載　２０２２年8月16日）

あとがき

前著『コロナワクチンが危険な理由』が出版されたのは2022年3月。当時の私は、ほどなくコロナワクチンの危険性は日本の人々にどこかで暴露され、以降のコロナワクチン接種は回避するようになるだろうと考えていました。2022年中頃にはコロナ騒動などとっくに終わっていると思っていたのです。しかし日本政府はその後もブースター接種、そして動物実験すら満足に行われていないオミクロンワクチンを推し進め、ついには乳幼児にまでもコロナワクチン接種を開始しました。

私はこれまで、主に作用機序から予測されるコロナワクチンのリスクについて発信してきました。本書ではコロナワクチン後遺症について大きくページを割いたように、コロナワクチン大量接種開始から約1年半を経た現在、当初懸念されていたリスクが現実のものとして顕在化してきています。それぞれの項目には元になったブログ記事の日付を記しましたが、書籍化にあたり大幅に加筆修正した記事もあります。薬害の数値など時事的なものについては2022年11月現在で最新の情報にアップデートしました。そのため記事内の情報と該当するブログ記事の日付が前後する場合もあります。今回それぞれ1章ずつを当てているプリオン病と逆転写は、前著ではページの都合でほとんど触れられなかったものです。また、新型コロナウイルスの人工ウイルス説についても、私自身で行った解析結果を含めて詳しく解説しました。そして、いわゆるワクチンシェディング現象について、体験談を私のブログ上で募集したところ、読者から約400もの報告が寄せられましたので、それらを踏まえてより掘り下げた内容となりました。

インターネット上の情報は玉石混淆ですが、主要マスメディアでは語られない貴重な情報を得ることも実際多いです。むしろコロナウイルス、コロナワクチンについては、政府や製薬会社に忖度し、情報規制を敷かれているテレビや新聞から正しい情報を得ることは、難しい状況でしょう。しかしながら、実際にはテレビや新聞などのマスメディアのみに情報を頼る人が多いのも事実です。では、そうした人達に対しどうすればコロナワクチンの危険性を伝えることができるのか。直感や洞察力で当初からコロナワクチンの危険性を見抜いていた人でも、「反ワクチン＝陰謀論」として受け付けない人達に耳を傾けてもらうのは簡単ではありません。マスメディアやそこに登場する権威が流す偏った情報に対抗するために私がすべきことは、極力科学に基づく説得力のある情報を発信することではないかと考えました。私がこの本や前著、そしてブログで「コロナワクチンが危険な理由」について書いてきたのも、誰かの大切な人を説得するのに、私の持つ遺伝子や免疫学の知識が何らかの助けになると考えたからです。私が一貫して伝えたいと思っているのは単純なことです。「コロナワクチンは危険であり、接種を避けてほしい。どうか命を大事にしてほしい」。ただそれだけです。

欧州の多くの国におけるコロナワクチンファシズムは苛烈なものでした。特に私の住むイタリアではコロナワクチン接種は義務化され、2022年初頭からは50歳以上の労働者はコロナワクチンを3回接種済みでない場合は職場にも入ることが許されなくなりました。そして、当時の予定ではその規制が当面2022年6月半ばまで続くものであり、さらにその先は全く不透明という状況でした。まさにコロナワクチン接種を受け入れるか、生活の糧を奪われるかの二択をもって政府から脅迫されているようなものでした。そういった状況の中では、コロナワクチンの危険性に気付き、ワクチン接種を拒否していた人の多くも、最終的には抵抗しきれずにワクチン接種に飲み込まれていきました。私自身も職場である研究所に入ることすらできず、この状況が続くようであれば、研究を続けること自体を諦めなくてはいけないかもしれない、というところまで追い詰められていました。ところが2022年3月末、突如としてコロナワクチン義務化の規制は解除されました。その頃イタリアではむしろコロナ感染者数自体は増えていましたので、つまりはコロナワクチン接種にも、強硬な義務化やその解除にも、科学的、理性的な理由など存在していなかったということです。コロナワクチン非接種者が公共交通機関利用時や各施設に入る際などに必要であった48時間ごとの抗原検査または72時間ごとのPCR検査義務も4月いっぱいで解除され、2022年中旬からは公共の場でのマスク着用義務も解除されました。2022年11月現在、街を歩くとアジア人や高齢者の中にはまだマスクを着用している方を見かけることもありますが、それでもマスク着用者の方が圧倒的少数派になっています。近頃はコロナワクチンもほとんど話題にも上りません。コロナワクチンファシズムは非常に苛烈なものでしたが、熱が冷めるのもあっという間でした。ほとんどの人達はあのような騒動があったことをすっかり忘れてしまったように見えます。むしろ忘れたいのかもしれません。しかし、それではいけないのです。ワクチンファシズムがなぜ起こったのか、その根本を理解しようとしなければ、再び同様の問題に巻き込まれていくでしょう。

対照的に、日本では現在もほとんどの人が常にマスクを着用し、さらなるコロナワクチンの追加接種へと突き進んでいます。そしてついには乳幼児までをワクチン接種に巻き込もうとしています。イタリアを含む欧州と日本の状況は一見正反対にも見えますが、根は同じなのかもしれません。テレビや新聞の言うことに大半の人達は驚くほど素直に従います。現在、世界中の多くの人々はマスメディアの作る仮想現実の中に生きているようなものではないでしょうか。コロナ騒動において、主要なマスメディアはいわゆる報道しない自由を行使してきました。ワクチンの有効性の低さや薬害、コロナワクチンの大量接種以降に世界各国で起こっている異常な超過死亡や出生率の低下などは報道されません。しかし、報道しない自由を行使する報道機関は、もはや「報道」機関とも呼べません。また、コロナワクチンの危険性についてのインフォームドコンセントについてはどれほど語られてきたでしょうか。結局のところテレビや新聞などのマスメディアも株主やスポンサーに依存した、利益を追求する企業に過ぎず、その株主やスポンサーが「コロナワクチンが安全で誰もが接種すべき」との意向であるならば、逆らうことはできないのでしょう。マスメディアやそこに登場する権威、専門家は、コロナワクチンの本質を隠し、虚偽の情報を流し、日本人の命を危険に晒してきました。それどころか、政府や公的機関そのものがコロナワクチン薬害に関するデータを捏造、隠蔽してまで、危険なコロナワクチンを推進してきたのです。職務を果たさず、責任を取らない人物は誰であったか。どの人物がどのようにコロナ騒動に加担してきたのか。将来も同じ過ちを繰り返さないためにはそれらを強く記憶し、決して忘れないことが大切です。

物事の本質を見抜くには、いわゆる学歴などは関係ありません。私の周りの生命科学の研究者のほとんども、何の疑問もなくコロナワクチン接種を受け入れていました。確かにイタリアではコロナワクチン接種は義務化され、抵抗するのも容易ではなかったのですが、多くの研究者は義務化以前に既にコロナワクチン接種を受け入れていたのです。研究者の中でもコロナ騒動の本質に気付いている人はごく少数派です。細分化された自分の専門分野以外に興味がない研究者も多いです。またどれほど専門知識を持っていたとしても、俯瞰する視点がなければ知識はごく狭い専門分野の中でしか役に立ちません。マスメディアをメインストリームメディアまで拡大解釈すると、アカデミックな科学雑誌もそこに含まれるでしょう。Nature、NEJMやLancetなどのいわゆる「権威ある」雑誌は、コロナ騒動が始まって以来、コロナウイルスの危険性を過剰に煽り、コロナワクチンの効果を過大評価する論文を重用し、製薬会社に都合の良い論文を大量に掲載してきました。アカデミックな雑誌が先陣を切ってコロナ騒動を誘導してきたのです。そして多くの研究者達はそういった権威ある雑誌からの情報を極端に偏重し、信頼しがちです。一般の人達の大手メディアに対する盲信をNature誌などに置き換えてみると、研究者達も実際あまり変わらないのです。

科学者の主な仕事は「発見」または「発明」ですが、発見にも発明にも大きなものから小さなものまであり、発見も発明も本来誰がやっても構わないはずのものです。科学の本質とは真理を探究することです。逆に言うと、真理を探究する姿勢があるならば、誰にも科学者の素養があるのです。考えるということは疑問を持つことでもあります。疑わない人を騙すのは簡単です。なぜなら疑わないのですから。当初私は、コロナ騒動においては「騙した者」「騙された者」「騙されなかった者」がいると思っていました。しかし事はそう単純ではありませんでした。コロナワクチン接種を他者に勧めた人達、そして実際にコロナワクチン接種に携わった医療従事者の多くは、ある意味騙された者だったのかもしれません。それでもやはり、現実に他者をコロナワクチン接種に追い込み、コロナワクチン被害を拡大したという部分で、他者を騙すことに加担していたということは否定できないでしょう。そもそもワクチンは、他者に良い人だと思われるために接種するようなものではないはずです。自分が他人にどう思われるかを思考の軸に置く人達は、いずれにしても巻き込まれざるを得なかったのかもしれません。本来は自分の評価を他人に委ねる必要などないのです。自分の値打ちなど自分で決めればそれで良いのだと私は思います。

コロナ騒動は情報戦でもあります。コロナ騒動が始まって以降、コロナワクチンについてのネガティブな情報が検閲され規制される中で、インターネット上にある私のブログも検索エンジンによる検索などではあからさまに排除されてきました。しかし、そういった状況の中でもたくさんの方がＳＮＳやインターネット上などで口コミのような形で広め、他の方たちにもワクチンの危険性を伝えてくださいました。Twitter、note、YouTubeやその他のＳＮＳ上などでもコロナワクチンの危険性を伝えるために戦っている方々は多くおられます。日本では有志医師の会が立ち上がり、そして、全国有志看護師の会、市民審議会、全国有志勤務医の会、全国有志保育士の会、コロナワクチン被害者駆け込み寺、全国有志薬剤師の会、全国有志保護者の会、新型コロナ騒動を終わらせる全国有志の僧伽の会など、コロナワクチンを止めるための運動が野火のように広がりました。そして、コロナワクチンの危険性に気が付いた多くの人が、自分の手の届く範囲で大切な人を守るために危機を伝えています。日本の人達の命を守りたいという思いで繋がっています。コロナ騒動の本質に気付き、誰かを助けようとしてきた人は、この情報戦の中の戦友であり同志だと思っています。

本書を出版する機会をくださった花伝社に、そしてこの本を手に取ってくださった皆様に改めまして感謝申し上げます。

２０２２年11月30日、ミラノにて

荒川　央

※この本は個人の見解であり、所属組織を代表するものではありません。

荒川　央（あらかわ・ひろし）
1968年生まれ。1991年 京都大学理学部卒業、1996年 京都大学理学博士（分子生物学、免疫学）。分子生物学者、免疫学者。バーゼル免疫学研究所（バーゼル）、ハインリッヒ・ペッテ研究所（ハンブルク）、ヘルムホルツ研究所（ミュンヘン）、マックスプランク研究所（ミュンヘン）を経て、現在、分子腫瘍学研究所（ミラノ）所属。
著書に、『コロナワクチンが危険な理由――免疫学者の警告』（花伝社、2022年）。

コロナワクチンが危険な理由２――免疫学者の告発

2023年１月25日　初版第１刷発行
2023年２月10日　初版第２刷発行

著者 ――荒川　央
発行者 ―平田　勝
発行 ――花伝社
発売 ――共栄書房
〒101-0065　東京都千代田区西神田2-5-11出版輸送ビル2F
電話　03-3263-3813
FAX　03-3239-8272
E-mail　info@kadensha.net
URL　http://www.kadensha.net
振替 ――00140-6-59661
装幀 ――佐々木正見
印刷・製本―中央精版印刷株式会社

ISBN978-4-7634-2045-9 C0047

コロナワクチンが危険な理由　免疫学者の警告

荒川 央　定価：1650円

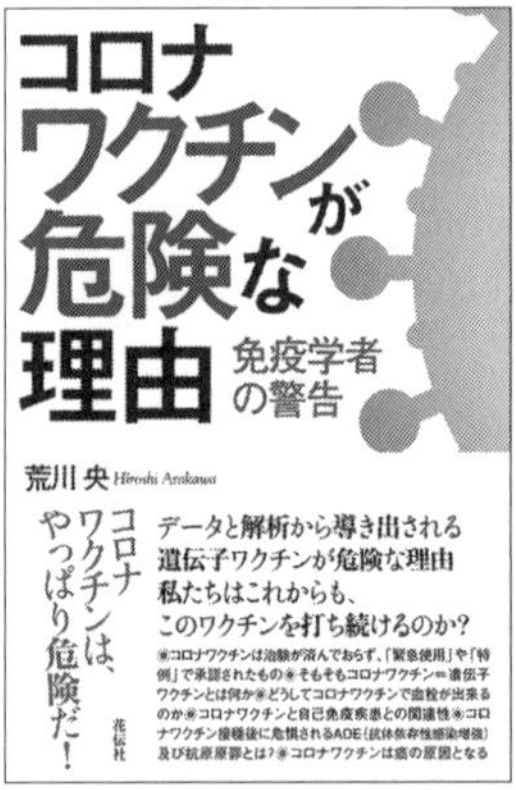

コロナワクチンは、やっぱり危険だ！ データと解析から導き出される遺伝子ワクチンが危険な理由。私たちはこれからも、このワクチンを打ち続けるのか？

コロナワクチンは治験が済んでおらず、「緊急使用」や「特例」で承認されたもの／そもそもコロナワクチン＝遺伝子ワクチンとは何か／どうしてコロナワクチンで血栓が出来るのか／コロナワクチンと自己免疫疾患との関連性／コロナワクチン接種後に危惧されるADE（抗体依存性感染増強）及び抗原原罪とは？／コロナワクチンは癌の原因となる